Schriftenreihe zur Gesundheitsanalyse – Band 36

BARMER

Arzneimittelreport 2022

Arzneimitteltherapie 2025. Sicher. Digital.

Daniel Grandt, Veronika Lappe
und Ingrid Schubert

Impressum

Herausgeber:
BARMER
Postfach 11 07 04
10837 Berlin

Autoren:
Daniel Grandt, Klinikum Saarbrücken
gGmbH, Klinik für Innere Medizin I,
Saarbrücken
Veronika Lappe und Ingrid Schubert,
Universitätsklinikum, Universität zu Köln,
PMV forschungsgruppe, Köln

Allgemeine Datenanalyse:
Angela Fritsch, Daniela Stahn

**Konzeption, Redaktion und
fachliche Prüfung:**
André Breddemann, Heidi Günther,
Nora Hoffmann, Nadine Markschat,
Ursula Marschall, Nicole Osterkamp,
Nikolaus Schmitt, Christina Wittkop
BARMER

Design und Realisation:
zweiband.media GmbH, Berlin

Druck und Bindung:
Plump Druck & Medien GmbH,
Rheinbreitbach
Printed in Germany

ISBN: 978-3-946199-76-2

Im Sinne der besseren Lesbarkeit wurde überwiegend die grammatikalisch männliche Sprachform gewählt. Wenn im Text die männliche Sprachform genannt ist, sind damit alle Geschlechter gemeint.

Inhaltsverzeichnis

Vorwort 6

Zusammenfassung 8

1   Analysen zur Arzneimitteltherapie von Versicherten
der BARMER 22

1.1   Regulatorische Entwicklungen des Arzneimittelmarkts 2021 bis 2022 22

1.2   Datenbasis und Methodik der Analysen 25

1.3   Ergebnisse der Analysen 26

1.3.1   Kennzahlen zur Arzneimitteltherapie BARMER-Versicherter 26

1.3.2   Ausgabenentwicklung für Arzneimittel im Zeitverlauf 28

1.3.3   Arzneimittel mit den höchsten Umsätzen 29

1.3.4   Arzneimittel mit den höchsten Umsatzsteigerungen 32

1.3.5   Arzneimittelausgaben pro Versicherten im Jahr 2021 33

1.3.6   Verordnungshäufigkeit von Wirkstoffen und Arzneimitteln 35

1.3.7   Arzneimitteltherapie nach Facharztgruppe 39

1.3.8   Versicherte nach Anzahl der ihnen Arzneimittel verordnenden Ärzte 43

1.3.9   Alters- und geschlechtsspezifische Analysen 44

1.3.10 Ausgabenentwicklung bei medikamentöser Tumortherapie 45

2   Arzneimitteltherapie 2025. Sicher. Digital. 56

2.1   Digitalisierung in der Medizin: zwischen Goldgräberstimmung
und Resignation 56

2.2   Inhalt und Zielsetzung des Schwerpunktteils des Arzneimittelreports 2022
der BARMER 58

2.3   Komplexität der Arzneimitteltherapie über zehn Lebensjahre 60

2.3.1   Gegenstand der Analysen 60

2.3.2   Ergebnisse der Analysen 61

2.3.3   Zusammenfassende Betrachtung der Komplexität der
Arzneimitteltherapie 101

2.4   Digitale Unterstützung der Arzneimitteltherapie zur Behebung von
        Versorgungsdefiziten und zur Verbesserung der Behandlungseffizienz 109

2.4.1   Ungenügend kontrollierte Risiken der Arzneimitteltherapie:
        Patientenbeispiele und Faktencheck 109

2.4.2   Gefährdung und vermeidbare Schädigung von Patienten: publi-
        zierte Evidenz 117

2.5   Weiterentwicklung der Versorgung durch die Innovationsfondsprojekte
        der BARMER 120

2.5.1   AdAM: Verbesserung der AMTS ambulanter Patienten mit Polypharmazie .. 121

2.5.2   TOP: Verbesserung sektorenübergreifender AMTS und der AMTS
        im Krankenhaus 125

2.5.3   eRIKA: Patientenrelevanter Zusatznutzen durch das E-Rezept 128

2.6   Arzneimitteltherapie 2025. Sicher. Digital. 133

2.6.1   Patientenrelevanter Zusatznutzen durch digitale Unterstützung 133

2.6.2   Steigerung der Versorgungseffizienz durch digitale Unterstützung 137

2.6.3   Akzeptanz bei Patienten und Leistungserbringern 138

2.6.4   Wichtige Voraussetzungen auf Systemebene, um mit digitaler
        Unterstützung der Arzneimitteltherapie in der Routineversorgung
        Zusatznutzen zu stiften 139

2.7   Schlussfolgerungen und Handlungsempfehlungen 142

Anhang 148
Methodische Hinweise zu den Arzneimittelanalysen 148

Veronika Lappe, Ingrid Schubert

Tabellenanhang 157

Verzeichnisse 164
Abkürzungsverzeichnis 164
Abbildungsverzeichnis 166
Tabellenverzeichnis 168
Literaturverzeichnis 172
Autorenverzeichnis 192

Vorwort

Digitalisierung ist aus unserem Lebensalltag nicht mehr wegzudenken, weil sie uns bei Kommunikation und Wissenstransfer unterstützt oder gar vor Risiken schützt. Doch im Gesundheitswesen erleben Patientinnen und Patienten bisher noch viel zu wenig die Vorteile der Digitalisierung. Dabei würden die Menschen vor allem dort relevant davon profitieren. Das zeigt sich vor allem bei der Arzneimitteltherapiesicherheit, kurz AMTS. Insbesondere das Fehlen von Informationen bei der Verordnung von Medikamenten gefährdet Menschenleben. Die Digitalisierung kann jedoch dafür sorgen, dass zum Zeitpunkt der Verordnung und Abgabe eines Arzneimittels alle notwendigen Informationen zum Patienten vorliegen. Das stärkt nicht nur die Patientensicherheit, sondern unterstützt auch Ärztinnen und Ärzte in ihren Therapieentscheidungen sowie Apothekerinnen und Apotheker bei ihrer Beratung im Kontext der Arzneimittelabgabe. Digitalisierung verhindert vermeidbare Risiken in der Arzneimitteltherapie! In dem aktuellen Arzneimittelreport wurde für das Schwerpunktkapitel die Arzneitherapie von Versicherten ab 40 Jahren für den Zeitraum von zehn Jahren untersucht. Der Auswertung liegen die Daten von rund fünf Millionen Menschen zugrunde, die in diesem Zeitraum kontinuierlich bei der BARMER versichert waren. Die Komplexität der Arzneimitteltherapie zeigt, dass diese ohne digitale Hilfe nicht ausreichend sicher sein kann. Dafür sind an der Versorgung einer Patientin oder eines Patienten zu viele Arztpraxen, Krankenhäuser und Apotheken beteiligt. Digitalisierung ist kein Selbstzweck, sondern muss die Effizienz der Versorgung steigern und einen patientenrelevanten Zusatznutzen generieren.

Klar ist, die Ärztinnen und Ärzte müssen für arzneitherapeutische Entscheidungen alle Diagnosen und die Medikation ihrer Patienten kennen. Die elektronische Patientenakte (ePA) wäre dafür prädestiniert. Ohne digitale Unterstützung ist es aber schlicht unrealistisch, dass Arztpraxen und Versicherte diese Daten manuell in der Patientenakte korrekt erfassen. Das belegt der Arzneimittelreport. Allein im Jahr 2020 erhielten die Versicherten durchschnittlich mehr als vier verschiedene Wirkstoffe, zehn Prozent aller Versicherten erhielten sogar zehn oder mehr Wirkstoffe. In den vergangenen zehn Jahren suchten die Patienten durchschnittlich 21 Praxen auf, jeder zehnte Patient erhielt von mindestens 13 Arztpraxen Arzneimittelverordnungen. Eine praxisübergreifende Dokumentation ist damit ein unabdingbarer Vorteil. Das ist auch der Grundgedanke des bundeseinheitlichen Medikationsplans. Doch der allein genügt nicht, zumal nicht einmal jeder darauf Anspruch hat. Es würde 3,7 Millionen ärztliche Arbeitsstunden pro Jahr erfordern, um für alle gesetzlich Krankenversicherten die verordneten Arzneimittel in einer elektronischen Patientenakte zu erfassen. Notwendig ist daher ein automatischer digitaler Vorgang, der alle diese Informationen speichert, damit sie allen Arztpraxen, Krankenhäusern und Apotheken sektorenübergreifend zur Verfügung stehen. Denn auch den Apothekerinnen und Apothekern fehlt heute häufig die für eine adäquate pharmazeutische Beratung erforderliche Kenntnis über die Gesamtmedikation. Eine zentrale Rolle können dabei, wie der Report zeigt, die Routinedaten der Krankenkassen spielen. Sie enthalten für jeden Versicherten alle wichtigen und behandlungsrelevanten Informationen.

Dass die Arzneimitteltherapie durch digitale Hilfe sicherer und damit besser wird, dazu tragen drei Innovationsfondsprojekte der BARMER bei. AdAM schützt Patienten, die wegen chronischer Erkrankungen dauerhaft mindestens fünf Medikamente verordnet bekommen. TOP soll Informationsbrüche, Risiken und Schäden bei Polypharmaziepatienten von der Aufnahme in die Klinik bis zur Entlassung und Überleitung zum ambulanten Bereich verhindern. eRIKA schließlich soll einen interprofessionellen kontinuierlichen Versorgungspfad für die Arzneimitteltherapie etablieren. Alle drei Projekte machen Patienteninformationen verfügbar, die aus Routinedaten der Krankenkassen stammen. Auf dieser Basis wird eine zentrale Medikationsdokumentation unter Hoheit der Patienten möglich und Ärzte sowie Apotheker werden in ihrem Medikationsmanagement unterstützt. Nicht zuletzt helfen sie den Patienten dabei, ihre Therapie korrekt einzuhalten.

Mein Dank gilt in besonderer Weise dem Autorenteam des Reports. Er ist ein Gemeinschaftswerk von Wissenschaftlerinnen und Wissenschaftlern des Klinikums Saarbrücken um Professor Daniel Grandt und Dr. Veronika Lappe sowie Dr. Ingrid Schubert von der PMV forschungsgruppe, Universität zu Köln. Ich wünsche allen Leserinnen und Lesern eine spannende Lektüre und bin mir sicher, dass der Arzneimittelreport der BARMER 2022 wichtige Impulse für eine auf patientenrelevanten Zusatznutzen und Effizienzsteigerung ausgerichtete Digitalisierungsstrategie im Bereich der Arzneimitteltherapie liefert.

Prof. Dr. med. Christoph Straub
Vorstandsvorsitzender der BARMER
Berlin, im Oktober 2022

Zusammenfassung

Zahlreiche Gutachten einschließlich des aktuellen Gutachtens des Sachverständigenrates für die Beurteilung der Entwicklung im Gesundheitswesen (SVR, 2021) bescheinigen der Digitalisierung im Gesundheitswesen in Deutschland fehlenden Erfolg und fehlende Akzeptanz sowie Abgeschlagenheit im internationalen Vergleich. Kein einziger internationaler Vergleich zur Digitalisierung im Gesundheitswesen sieht Deutschland in einem anderen als dem unteren Drittel. Der vorliegende Arzneimittelreport trägt den Titel „Arzneimitteltherapie 2025. Sicher. Digital", weil er keine weitere Defizitanalyse beisteuert, sondern in Kooperation mit zahlreichen Partnern, einschließlich der gematik, aufzeigt, wie Digitalisierung im Bereich der Arzneimitteltherapie erfolgreich und akzeptanzfindend gestaltet werden kann und sollte.

Zunächst einmal muss man sich die Frage stellen, was denn „Erfolg" bei der Digitalisierung ist. Die einzig richtige Antwortet lautet: patientenrelevanter Zusatznutzen im Vergleich zur aktuellen, weitgehend analogen Versorgung bei gleichzeitig gesteigerter Effizienz. Digitalisierung ist kein Selbstzweck, und patientenrelevanter Zusatznutzen und Effizienzsteigerung sind nicht zwangsläufig die Folge von Digitalisierung. Die digitale Abbildung des IST-Prozesses führt nicht zum Erfolg, da dies bestehende Defizite repliziert und vermeidbare Risiken perpetuiert, anstatt sie zu beseitigen. Um patientenrelevanten Zusatznutzen und Effizienzsteigerung zu erreichen, muss Digitalisierung einen fehlertoleranten und effizienten IDEAL-Prozess ermöglichen, anstatt den risikobehafteten IST-Prozess nachzuahmen (Grandt et al., 2018). Digitalisierung erfordert damit Expertise bezüglich aktuell bestehender, ungenügend kontrollierter Risiken und Defizite sowie Kenntnis der Wirksamkeit und der notwendigen Rahmenbedingungen risikominimierender Prozessoptimierungen. Einfach ausgedrückt: Wer das Problem nicht versteht, wird es auch mit Technik nicht lösen.

Was ist der Grund dafür, dass der Report für sich in Anspruch nehmen kann, ein Konzept für eine erfolgreiche digitale Unterstützung der Arzneimitteltherapie zu liefern? Er beruht auf der Expertise von Prozessexperten: Ärzten, Apothekern und Patienten. Er nutzt aber auch den Input medizinisch-wissenschaftlicher Fachgesellschaften, Leistungserbringerorganisationen, Krankenkassen, des Bundesinstituts für Arzneimittel und Medizinprodukte

(BfArM) und der gematik. Auch berücksichtigt er die Ergebnisse von wissenschaftlichen Analysen, so zu vermeidbaren Risiken der ambulant erfolgenden Arzneimitteltherapie, vorgestellt 2018 im Arzneimittelreport der BARMER, Analysen zu Risiken von im Krankenhaus erfolgender und sektorenübergreifender Arzneimitteltherapie aus dem Arzneimittelreport 2020 und zu den Risiken der Arzneimitteltherapie in der Schwangerschaft, durchgeführt für den Arzneimittelreport der BARMER 2021. Aber Expertise und Analysen sind nicht genug. Erfolgreiche Konzepte benötigen die praktische Erprobung und schrittweise Optimierung von neuen Versorgungsformen. Dies gilt auch und insbesondere für die digital unterstützte Gesundheitsversorgung. Hier hat die BARMER als Konsortialführerin zusammen mit ihren Partnern in den vom Gemeinsamen Bundesausschuss (G-BA) im Rahmen des Innovationsfonds geförderten Projekten AdAM, TOP und eRIKA zur Entwicklung digital unterstützter neuer Versorgungsformen zur Verbesserung der Arzneimitteltherapiesicherheit (AMTS) seit 2016 Erfahrungen gesammelt, die die Entwicklung einer effizienten, Akzeptanz findenden und vor allem patientenrelevanten Zusatznutzen stiftenden Digitalisierungsstrategie im Bereich der Arzneimitteltherapie erst ermöglichen.

Doch zunächst einmal ergänzt der vorliegende Report das Wissen zur Arzneimitteltherapie um einen neuen Aspekt: die Komplexität der Therapie eines Patienten über einen Zeitraum von zehn Jahren. Die Kenntnis nicht nur der gesamten aktuellen, sondern auch der früheren Arzneimitteltherapie eines Patienten ist für den Arzt Voraussetzung, um eine dem Stand der medizinischen Erkenntnis entsprechende und für den Patienten adäquate Therapie festlegen zu können. Die Planung digitaler Unterstützung der Arzneimitteltherapie erfordert daher die Kenntnis der abzubildenden Datenmenge und der Komplexität der Arzneitherapie. Beides gilt es bei der Planung der Digitalisierung zu berücksichtigen.

Datenmenge und Komplexität der Arzneimitteltherapie sind beeindruckend

Im vorliegenden Arzneimittelreport wird die Arzneimitteltherapie BARMER-Versicherter über einen Zeitraum von zehn Jahren analysiert, um Anforderungen an die digitale Abbildung und Unterstützung des Arzneimitteltherapieprozesses abzuleiten. Im Detail sind die Ergebnisse im speziellen Teil des Reports beschrieben. Zentrale Befunde und Erkenntnisse sind:

Anzahl von dokumentierten Diagnosen: Im Durchschnitt werden bei einem Versicherten (40 Jahre oder älter) in einer Lebensdekade Diagnosen aus 37 verschiedenen Erkrankungsgruppen dokumentiert. Bei zehn Prozent der mindestens 80-Jährigen waren es Diagnosen aus 70 Erkrankungsgruppen innerhalb der vorhergehenden zehn Jahre.

Anzahl behandelnder Ärzte: Im Durchschnitt werden Versicherte innerhalb von zehn Jahren von Ärzten aus 21 verschiedenen Praxen behandelt. Ein bis zwei von 100 Versicherten werden in dieser Zeit in mehr als 50 verschiedenen Praxen behandelt.

Anzahl ausgestellter Rezepte pro Versicherten: Versicherte erhielten im Durchschnitt 76 Rezepte mit Verordnung von Arzneimitteln über zehn Jahre, 27 Prozent erhielten 100 und mehr Rezeptblätter. Das obere Zehntel der Versicherten ab 90 Jahre erhielt in den zurückliegenden zehn Jahren 257 und mehr Rezepte über Arzneimittel.

Anzahl verordneter Arzneimittelwirkstoffe: Im Mittel wurden einem Versicherten innerhalb von zehn Jahren 20 verschiedene Wirkstoffe verordnet. Nur 1,5 Prozent der ab 40-jährigen Versicherten haben übrigens innerhalb von zehn Jahren überhaupt keine Verordnung eines Arzneimittels erhalten. Das obere Zehntel der zumindest 80-jährigen Versicherten erhielt 46 und mehr verschiedene Arzneimittelwirkstoffe innerhalb von zehn Jahren.

Was bedeutet das für die Entwicklung einer Digitalisierungsstrategie?

Es ist offensichtlich, dass es für den Arzt unmöglich ist, die verordneten Arzneimittel vollständig in eine elektronische Dokumentation einzustellen. 73 Millionen gesetzlich Krankenversicherte erhielten 2020 insgesamt 445 Millionen Rezepte. Geht man von nur 30 Sekunden für das Einstellen der durchschnittlich 1,6 Arzneimittel pro Rezept in die elektronische Patientenakte (ePA) aus, resultiert ein ärztlicher Personalaufwand von

3,7 Millionen Stunden beziehungsweise 2.207 Vollzeitstellen pro Jahr. Verordnung und Abgabe müssen deshalb zwingend automatisiert – und damit ohne Aufwand für Heilberufler – patientenbezogen dokumentiert werden.

Routinedaten der Krankenkassen enthalten Informationen zu abgegebenen Arzneimitteln, Erkrankungen und Behandlungen, und dies für jeden gesetzlich Krankenversicherten. Ihre Nutzung zur Behandlungsunterstützung und zur Vermeidung von Informationsdefiziten zum Patienten muss Behandlungsstandard und Bestandteil der Digitalisierungsstrategie werden.

Ein weiterer Punkt ist die Prüfung der Sicherheit der verordneten Therapie. Verordnet wurden BARMER-Versicherten 2020 insgesamt 1.886 verschiedene Arzneimittelwirkstoffe in 458.348 verschiedenen Kombinationen von zwei Wirkstoffen. Dass diese Überprüfung auch bei erfahrenen Ärzten oder Apothekern elektronischer Unterstützung bedarf, ist selbsterklärend. Es muss daher sichergestellt werden, dass eine effiziente elektronische Prüfung bei Verordnung und Abgabe des Arzneimittels regelhaft erfolgt. Und selbstverständlich müssen Arzt und Apotheker die Gesamtmedikation einschließlich der Selbstmedikation kennen. Den heute noch nicht sichergestellten Überblick über die aktuelle Gesamtmedikation des Patienten und der Verzicht auf den obligaten Einsatz von elektronisch unterstützter AMTS-Prüfung bei der Verordnung könnte man auch als Arzneimitteltherapie im Blindflug bezeichnen. Oder anders formuliert: Die heutige Organisation des Arzneimitteltherapieprozesses stellt den bestimmungsgemäßen Gebrauch von Arzneimitteln nicht sicher. Dieses Defizit kann und muss durch digitale Unterstützung behoben werden.

Defizite des aktuellen Prozesses der Arzneimitteltherapie

Dass das Fehlen der Übersicht über die Gesamtmedikation nicht das einzige Defizit des aktuellen Arzneitherapieprozesses ist, wird im speziellen Teil des Reports dargestellt. So ist es zum Beispiel unverständlich, dass wir jedes mit einem Paketversand verschickte Päckchen in Echtzeit verfolgen können, aber nicht nachvollziehbar ist, an welche Patienten die Arzneimittelpackungen einer Charge abgegeben worden sind. Ein Defizit, das bei Risiken aufgrund von Produktionsfehlern für Patienten lebensgefährlich sein kann.

Ebenso unverständlich ist, dass es bisher nicht gelungen ist, Frauen sicher vor der (Weiter-)Verordnung von bekanntermaßen teratogen Arzneimitteln in der Frühschwangerschaft zu schützen. Kenntnis dieser und weiterer Risiken war die Basis für die Konzeption der vom G-BA im Rahmen des Innovationsfonds geförderten Projekte der BARMER, die nachfolgend kurz beschrieben werden.

Weiterentwicklung der Versorgung durch Innovationsfondsprojekte der BARMER

AdAM, TOP und eRIKA sind die Akronyme der Innovationsfondsprojekte der BARMER zu digital unterstützten neuen Versorgungsformen, die jeweils unterschiedliche Aspekte und Teile des Arzneitherapieprozesses optimieren und gemeinsam den Gesamtprozess abbilden, um kontinuierlich und sektorenübergreifend AMTS zu gewährleisten und die Versorgungseffizienz zu erhöhen.

AdAM: Verbesserung der AMTS ambulanter Patienten mit Polypharmazie

Patienten mit fünf und mehr verordneten Arzneimitteln (Polypharmazie) sind besonders gefährdet, vermeidbare Schäden durch ungeeignete Kombination ihrer Arzneimittel zu erleiden. Die BARMER hat zusammen mit der Kassenärztlichen Vereinigung Westfalen-Lippe und weiteren Projektpartnern eine Lösung für dieses Problem getestet: AdAM – Anwendung für digital unterstütztes Arzneimittelmanagement.

In AdAM wurden erstmals teilnehmenden Hausärzten elektronisch aus den bei den Krankenkassen nach §§ 295, 300, 301 und 302 SGB V vorhandenen Abrechnungsdaten (sogenannten Routinedaten) die für eine sichere und adäquate Arzneimitteltherapie erforderlichen medizinischen Informationen zur Verfügung gestellt. Und dies in aggregierter und übersichtlicher Form: von „Big Data" zu „Smart Data"! Die Hausärzte erhielten damit digital einen Überblick über die Gesundheitshistorie ihrer Patienten, in der Apotheke abgegebene Arzneimittel, alle mitbehandelnden Ärzte inklusive der von ihnen dokumentierten Diagnosen, bisherige Krankenhausbehandlungen und die Inanspruchnahme von Heil- und Hilfsmitteln. Zusätzlich wurde der Hausarzt als ein zentraler Akteur des Projekts durch elektronische Prüfung der Arzneimitteltherapie dabei unterstützt, gefährliche Arzneimittelkombinationen und für den Patienten ungeeignete Arzneimittel zu erkennen. Medizinische Fachgesellschaften, koordiniert durch die Deutsche Gesellschaft für Innere Medizin (DGIM), haben abgestimmte Empfehlungen für die Behandlung von mehrfach erkrankten Patienten („Multimorbidität") beigesteuert.

Das Projekt, das als prospektiv randomisierte Studie im Stepped-Wedge-Design mit 937 teilnehmenden Ärzten und 11.293 Patienten in der Interventionsgruppe und 9.112 Patienten in der Kontrollgruppe durchgeführt wurde, ist abgeschlossen und von einem unabhängigen Expertenteam aus fünf Universitäten ausgewertet worden. Was hat es gebracht?

Zunächst einmal: Schwieriger als unter COVID-19 hätten die Rahmenbedingungen nicht sein können. Infolge der Coronapandemie kam es zu einer deutlichen Senkung der Krankenhausaufenthalte auch bei der Studienpopulation. Ein Problem, weil eigentlich der kombinierte Endpunkt aus Sterblichkeit und Krankenhausaufnahme untersucht werden sollte. Auch war die Teilnahmequote der Praxen und Patienten geringer als zum Zeitpunkt der Planung der Studie erwartet. Darüber hinaus hat das Fehlen einer standardisierten Schnittstelle zur Kommunikation mit der Praxissoftware zu einem nicht unerheblichen, vermeidbaren Aufwand für die teilnehmenden Ärzte geführt.

Trotzdem zeigte sich bei nahezu allen wichtigen Endpunkten und in allen Analysepopulationen ein Trend zugunsten der AdAM-Intervention. Dieser fiel für den sekundären Endpunkt Tod am deutlichsten aus. Hier zeigte sich in den Analysen mittels der Cox-Modelle für alle Analysepopulationen eine signifikante Reduktion der Mortalität durch die AdAM-Intervention. Die relative Reduktion der Mortalität durch AdAM lag zwischen 10 und 20 Prozent. Pro Quartal überlebten durch die neue Versorgungsform rund zwei von 1.000 Patienten mehr als bei der bisher üblichen Routineversorgung. Auf ein Jahr hochgerechnet sind das etwa sieben von 1.000 Patienten, die durch die AdAM-Intervention weniger versterben. Anders ausgedrückt: einer von 143 mit AdAM betreuten Polypharmazie-Patienten. In der „Dosis-Wirkungs-Analyse" zeigte sich, dass eine höhere Anwendungsquote der Intervention auch einen höheren Interventionseffekt im Sinne einer Senkung des Auftretens von Krankenhausaufenthalten und Todesfällen aufwies. Dabei scheint es, dass die AdAM-Intervention insbesondere einen Beitrag zur Senkung der Mortalität liefert.

Mortalitätsreduktion infolge Medikationsoptimierung wurde bislang, so eine aktuelle Metaanalyse (Bloomfield et al., 2020), nur für ältere und noch nie für unselektierte Patienten mit Polypharmazie berichtet, und auch noch nie für digital unterstützte, durch Ärzte erfolgende Interventionen. AdAM ist das erste digital unterstützte Versorgungskonzept, das eine mit 10 bis 20 Prozent signifikante und relevante relative Reduktion der Mortalität von unselektierten Patienten mit Polypharmazie bewirkt, und damit ein Meilenstein in der Versorgung dieser besonders gefährdeten Patientengruppe, zu der etwa jeder vierte Versicherte gehört.

Die belegte Mortalitätssenkung ist ein starkes Argument für den Einsatz von AdAM bei allen Patienten mit Polypharmazie. AdAM belegt: Adäquat gestaltet ist digitale Unterstützung der Arzneimitteltherapie nicht „nice to have", sondern lebensrettend. Da etwa jeder vierte gesetzlich Krankenversicherte von Polypharmazie betroffen ist, könnten in Deutschland etwa 18 Millionen Menschen von der neuen Versorgungsform AdAM profitieren. Rechnet man die beobachteten Effekte von AdAM auf eine flächendeckende Anwendung bei diesen Patienten hoch, kann AdAM etwa 65.000 bis 70.000 Todesfälle jährlich verhindern.

TOP: Verbesserung sektorenübergreifender AMTS und der AMTS im Krankenhaus

TOP steht für transsektorale Optimierung der Patientensicherheit und nutzt den in AdAM erprobten Ansatz. Ein großer Teil der Medikationsfehler im Krankenhaus geht auf die Aufnahmesituation zurück und ist vor allem auf Informationsdefizite zum Patienten und zu Arzneimitteln und Arzneimittelkombinationen zurückzuführen. Genau dies behebt TOP. Aus Routinedaten der Krankenkassen – an TOP nimmt neben der BARMER auch die AOK Nordost teil – werden dem Krankenhaus behandlungsrelevante Informationen der medizinischen Vorgeschichte ohne Zeitverzug zur Verfügung gestellt. Durch elektronische Unterstützung der AMTS-Prüfung und die Empfehlungen der Fachgesellschaften zur Arzneimitteltherapie bei Multimorbidität kann für die ambulante Arzneimitteltherapie und die stationäre Verordnung bei Aufnahme AMTS gewährleistet werden. „Warum gibt es das nicht schon längst, das sollte selbstverständlich sein!", kommentierte ein zur Intervention befragter Patient das Konzept. Mehr als neun von zehn der 500 befragten Patienten wünschen sich TOP für die Routineversorgung, um vor Behandlungsfehlern aufgrund von Informationsdefiziten geschützt zu sein. Eine im Rahmen von TOP erfolgte Befragung von Krankenhäusern ab 80 Betten durch das Deutsche Krankenhausinstitut zeigt, dass alle befragten Krankenhäuser diesen Wunsch teilen: elektronische Verfügbarkeit von strukturierten medizinischen Informationen zum Patienten bei Krankenhausaufnahme. 96 Prozent der Krankenhäuser wünschen sich auch Hinweise auf vermeidbare Risiken der ambulanten Arzneimitteltherapie.

Ein weiteres Element in TOP ist die Unterstützung der Krankenhausärzte durch Apotheker, insbesondere bei der Betreuung von Patienten mit Polypharmazie in chirurgischen Abteilungen. Für diesen Ansatz ist in wissenschaftlichen Untersuchungen in anderen Ländern ein patientenrelevanter Zusatznutzen belegt worden (Barone et al., 2006; Batsis et al., 2007; Friedman et al., 2009; Huddleston et al., 2004; Lizaur-Utrilla et al., 2014; Tadros et al., 2015; Vidan et al., 2005; Walke et al., 2014). Nicht überraschend: Es ist unverständlich und ein Organisationsdefizit, dass bei der medikamentösen Therapie komplexer multimorbider polypharmazierter Patienten in chirurgischen Abteilungen der Chirurg auf sich allein gestellt ist. Als Fachmann für Arzneimitteltherapie würde sich vermutlich kein Chirurg bezeichnen. Trotzdem ist es genau die Rolle, die ihm die Krankenhausorganisation in Deutschland (auch noch) zuweist. Gerade bei multimorbiden Patienten muss die ambulante Therapie im Krankenhaus angepasst und es müssen neue Verordnungen mit der Vormedikation abgestimmt werden. Das sollte eigentlich eine Selbstverständlichkeit sein, da es sich aus der Sorgfalts- und Organisationspflicht des Krankenhauses ergibt, wird aber tatsächlich bisher in Deutschland unzureichend beachtet. TOP möchte auch das ändern.

eRIKA: Patientenrelevanter Zusatznutzen durch das E-Rezept

Verordnung und Abgabe von Arzneimitteln in der Apotheke sind zwar auch logistische Prozesse, in erster Linie aber wichtige Elemente des Prozesses der Arzneimitteltherapie. eRIKA optimiert den E-Rezept-Prozess daher unter den Zielsetzungen von patientenrelevantem Zusatznutzen und der Steigerung der Versorgungseffizienz. Wie im speziellen Teil des Reports dargestellt, entsteht dabei für jeden Patienten mit Arzneimittelverordnung automatisch und ohne Zusatzaufwand ein bundeseinheitlicher Medikationsplan (BMP). Dieser ist bei eRIKA immer aktuell und vollständig. Auch kennen Arzt und Apotheker jederzeit die Gesamtmedikation der Patienten und die medikationsrelevanten Patientenfaktoren. Der Patient hat jederzeit per App Zugriff auf die Informationen und kann seinen Medikationsplan für Heilberufler nachvollziehbar ergänzen und kommentieren. Dass eRIKA die chargenspezifische Nachverfolgbarkeit von Arzneimitteln zum Patienten einführt und sicherstellt sowie das Risiko der Verordnung von potenziell teratogenen Arzneimitteln in der Frühschwangerschaft minimiert, sind weitere, längst aber noch nicht alle Nutzenaspekte der neuen Versorgungsform. Diese wird in enger Abstimmung mit dem Bundesministerium für Gesundheit, der gematik und dem BfArM definiert, um mit dem E-Rezept-Prozess patientenrelevanten Zusatznutzen und Versorgungseffizienz zu steigern.

Arzneimitteltherapie 2025. Sicher. Digital.

Die Beschreibung des Arzneimitteltherapieprozesses 2025 und resultierender Zusatznutzen sowie Effizienzgewinne erfolgt im speziellen Teil des Reports im Detail. Die Innovationsfondsprojekte der BARMER belegen für adäquat konzipierte und implementierte Digitalisierungsprojekte einen patientenrelevanten Zusatznutzen, eine Steigerung der Versorgungseffizienz und hohe Akzeptanz bei Patienten, Ärzten und Krankenhäusern. Innovationsfondsprojekte sollen genau das zeigen. Sie sollen aber mehr: Sie sollen Routineversorgung weiterentwickeln. Hierzu wurde im Rahmen der Projekte identifiziert, welche notwendigen Veränderungen von Rahmenbedingungen und welche Voraussetzungen geschaffen werden müssen, damit Routineversorgung nutzen- und effizienzmehrend weiterentwickelt werden kann. Diese Anforderungen sind generisch, das heißt nicht spezifisch für AdAM, TOP und eRIKA. Jede neue Versorgungsform, die den dargestellten Nutzen ermöglichen möchte, benötigt sie.

Folgende – im speziellen Teil des Arzneimittelreports dargestellte – Maßnahmen sind unter anderem erforderlich:

1. Erweiterung der Zweckbestimmung der Abrechnungsdaten der Krankenkassen zur Unterstützung des Behandlungsprozesses.
2. Festlegung eines geeigneten und verbindlichen Standards für die maschinenverarbeitbare Abbildung von Arzneimitteltherapie, Laborbefunden und Arzneimittelallergien/-unverträglichkeiten im ambulanten und im stationären Sektor.
3. Zentrale elektronische Dokumentation der Arzneimitteltherapie des Patienten in maschinenverarbeitbarer Form in der ePA.
4. Befüllung von BMP, eMP und Arzneimittelinformationen in einer Patientenkurzakte (PKA) und Notfalldatensatz durch die zentrale Medikationsdokumentation.
5. Automatische dauerhafte Speicherung von elektronischen Verordnungen in der zentralen Medikationsdokumentation des Patienten. Die verordnete Dosierung muss obligater Bestandteil der elektronischen Verordnung sein.
6. Speicherung des Dispensierdatensatzes inklusive Chargennummer bei Abgabe eines Arzneimittels in der ePA des Patienten.
7. Sichere Verfügbarkeit standardisierter Schnittstellen von Praxis- und Krankenhaussoftware zum Austausch von Informationen zur Arzneimitteltherapie und elektronisch unterstützter Risikoprüfung.

Digitalisierung bietet erhebliche Chancen für die Verbesserung von AMTS, von Versorgungseffizienz und für Patienten-Empowerment. Digitalisierung ist sogar eine notwendige Voraussetzung für die Gewährleistung von AMTS. Die Einführung digitaler Unterstützung des Arzneimitteltherapieprozesses ist eine multifaktorielle Intervention, deren Erfolg auf Kenntnis der aktuell ungenügend kontrollierten Risiken sowie der Wirksamkeit und der notwendigen Rahmenbedingungen risikokontrollierender Prozessoptimierung beruht.

Hierzu leisten die vorgestellten Analysen und die aus den Innovationsfondsprojekten der BARMER abgeleiteten Erkenntnisse und Handlungsempfehlungen einen Beitrag. Damit Arzneimitteltherapie 2025 sicher und digital ist.

www.bifg.de/Y925Xb

Analysen des allgemeinen Teils des Arzneimittelreports 2022

Beginnend mit dem vorliegenden Arzneimittelreport 2022 wird eine Vielzahl an Ergebnissen der allgemeinen Analysen erstmals nicht abgedruckt, sondern in Form interaktiver Grafiken im Internet bereitgestellt. Im Gegensatz zu den Daten im Report sind die Daten in den interaktiven Grafiken auf die Bevölkerung Deutschlands hochgerechnet. Dadurch entstehen, neue Möglichkeiten und Funktionalitäten, Ergebnisse zu individuellen Fragestellungen beispielsweise im Hinblick auf bestimmte Subgruppen, zu erhalten, die in einem gedruckten Report nicht realisierbar gewesen wären. Überzeugen Sie sich selbst. Weniger ist in diesem Fall tatsächlich mehr.

Zu den Ergebnissen: Die Arzneimittelausgaben der BARMER 2021 beliefen sich auf 7,36 Milliarden Euro und lagen damit um 390 Millionen Euro beziehungsweise 7,4 Prozent pro Versicherten höher als 2020. Der Anstieg beträgt das 2,7fache des Anstiegs des Bruttoinlandsprodukts, dem Maß für die wirtschaftliche Leistung einer Volkswirtschaft und ihre Veränderung in einem bestimmten Zeitraum. Die Preissteigerung war 2021 doppelt so relevant für die Ausgabensteigerung wie die Mengenausweitung. Das Ausmaß der jährlichen Ausgabensteigerung pro Versichertenjahr liegt auf dem Niveau des vorletzten Jahres (+8,5 Prozent) und doppelt so hoch wie im letzten Jahr (+3,9 Prozent). Die Kostenrelevanz der Antikoagulanzien nimmt dabei kontinuierlich zu. Bei der Analyse der Ausgaben nach Facharztgruppen zeigt sich die deutlichste Steigerung zum Vorjahr erneut bei Hämatologen/Onkologen mit 33 Prozent höheren Ausgaben pro Patient. Mit 14.628 Euro pro Patient liegen sie mit weitem Abstand an der Spitze. Die Ausgaben für onkologische Arzneimittel sind in den letzten fünf Jahren mehr als viermal so stark gestiegen wie für andere Arzneimittel. Der Kostenanteil onkologischer Arzneimittel an den Gesamtausgaben für Arzneimittel ist von 16 Prozent 2017 auf 20 Prozent 2021 gestiegen. Würde sich die relative Steigerung der Ausgaben für onkologische und nichtonkologische Arzneimittel zukünftig unverändert fortsetzen, würden in fünf Jahren 25 Prozent und in zehn Jahren 30 Prozent der Gesamtausgaben für Arzneimittel auf Onkologika entfallen. Der Einsatz immer hochpreisigerer Arzneimittel bei einigen Patienten führt zu einer zunehmenden Konzentration der Arzneimittelausgaben auf einen immer kleineren Anteil der Versicherten. 2021 wurden für 1,7 Prozent der Versicherten mit Arzneimittelverordnung 50 Prozent der Arzneimittelausgaben der BARMER aufgewandt.

Ein Trend zur Reduktion von Polypharmazie wird von Experten und Fachgesellschaften gefordert, ist aber auch 2021 nicht zu erkennen. Der über die medizinische Notwendigkeit beziehungsweise die Zulassung hinausgehende Einsatz von Metamizol, L-Thyroxin und Protonenpumpeninhibitoren setzt sich fort. Metamizol, Pantoprazol und Levothyroxin-Natrium sind weiterhin auf den Rangpositionen 2 bis 4 der am häufigsten verordneten Wirkstoffe. Die Anzahl verordneter Tagesdosen (DDD) pro Versicherten 2021 ist im Vergleich zu 2017 mit 714 versus 646 DDD bei Frauen (+10,5 Prozent) und 639 versus 577 DDD bei Männern (+10,7 Prozent) deutlich gestiegen. Bei den älteren Versicherten ab 75 Jahren beträgt der Anstieg 6,0 beziehungsweise 7,4 Prozent bei Frauen und Männern.

Strategien zur strukturierten Überprüfung der Arzneimitteltherapie bei Patienten mit Polypharmazie wie im AdAM-Projekt unter Konsortialführung der BARMER werden daher zunehmend wichtig, da belegt ist, dass die strukturierte Reduktion von Polypharmazie zu einer Reduktion von Mortalität und Krankenhauseinweisung bei älteren Patienten führen kann (Garfinkel & Levy, 2022).

Kapitel 1

Analysen zur Arzneimitteltherapie von Versicherten der BARMER

1 Analysen zur Arzneimitteltherapie von Versicherten der BARMER

1.1 Regulatorische Entwicklungen des Arzneimittelmarkts 2021 bis 2022

Viele Maßnahmen und Entscheidungen im Bereich des Arzneimittelmarkts waren auch 2021 durch die Coronapandemie geprägt. So wurde die bereits im April 2020 erlassene sogenannte SARS-CoV-2-Arzneimittelversorgungsverordnung an verschiedenen Stellen geändert und ergänzt – vor allem aber wurde ihre Gültigkeit im Kern bis zum 25. November 2022 verlängert. Damit gilt die Ausnahmeregelung für die Apotheken, verordnete Arzneimittel bei Nichtverfügbarkeit auszutauschen, damit Patientinnen und Patienten ohne zusätzliche Arzt- und Apothekenkontakte auch bei Lieferengpässen unbürokratisch mit den notwendigen Arzneimitteln versorgt werden, weiter fort. In diesem Zusammenhang gilt es festzuhalten, dass es bisher zu keinen größeren pandemiebedingten Lieferschwierigkeiten gekommen ist und die Apotheken die ihnen eingeräumten erweiterten Abgabemöglichkeiten sehr verantwortungsbewusst eingesetzt haben.

Wichtige weitere Entwicklungen haben ihren Ausgangspunkt in bereits vor einiger Zeit in Kraft getretenen Gesetzen. So wurde mit dem „Gesetz zur Stärkung der Vor-Ort-Apotheken" („VOSG", am 15. Dezember 2020 in Kraft getreten) die Einführung von zusätzlich honorierten pharmazeutischen Dienstleistungen beschlossen. Um diese zusätzlichen Dienstleistungen mit jährlich rund 150 Millionen Euro zu finanzieren, wurden die Verkaufspreise für verschreibungspflichtige Humanfertigarzneimittel dauerhaft am 15. Dezember 2021 um 20 Cent erhöht. Ziel der Einführung dieser Dienstleistungen ist es, die Sicherheit und Wirksamkeit der Arzneimitteltherapie zu verbessern. Da sich die Vertragspartner (der Deutsche Apothekerverband und der GKV-Spitzenverband) nicht fristgerecht zu den konkreten Inhalten der pharmazeutischen Dienstleistungen einigen konnten, hat die gemeinsame Schiedsstelle die fünf folgenden Leistungen festgelegt:

- erweiterte Medikationsberatung von Patienten mit Polymedikation,
- pharmazeutische Betreuung von Patienten nach Organtransplantation,

- pharmazeutische Betreuung von Patienten unter oraler Antitumortherapie,
- standardisierte Risikoerfassung bei Bluthochdruck-Patienten, die mindestens ein antihypertensives Medikament einnehmen, und
- die standardisierte Einweisung in die korrekte Arzneimittelanwendung und das Üben der Inhalationstechnik für Patienten ab einem Alter von sechs Jahren.

Es ist bemerkenswert, dass das Umsatzvolumen für Apotheken für neue Dienstleistungen vorab gesetzlich festgelegt und bereits finanziert wurde, bevor Inhalt und Preis der Dienstleistungen definiert wurden. Andersherum wäre der Weg insbesondere deswegen sinnvoller gewesen, weil in wissenschaftlichen Untersuchungen zu diesem Thema nicht alle Ansätze zur Einbindung von Pharmazeuten in die Arzneitherapieberatung zur patientenrelevantem Nutzen geführt haben und die Ansätze sich in ihrem Aufwand erheblich unterschieden. Seit dem Bekanntwerden des Schiedsspruchs kritisieren vor allem Ärzteverbände die neuen Dienstleistungen als inhaltlich fragwürdig und zu teuer. Der GKV-Spitzenverband hat fristwahrend gegen den Schiedsspruch Klage erhoben. Die Klage hat jedoch keine aufschiebende Wirkung.

Es bleibt abzuwarten, wie und in welchem Umfang sich diese neuen Dienstleistungen tatsächlich etablieren werden. Neben diesen neuen pharmazeutischen Dienstleistungen wurden – im Rahmen des Pflegebonusgesetzes im Juni 2022 – auch die „Grippeschutzimpfungen in Apotheken" in die Regelversorgung überführt. Ursprünglich waren vom Gesetzgeber regionale Modellvorhaben (welche erst im März 2020 im Kontext des Masernschutzgesetzes eingeführt wurden) vorgesehen, die wissenschaftlich begleitet werden und bis zu fünf Jahre laufen sollten. Damit erweitert der Gesetzgeber die Impfmöglichkeiten der Apotheker innerhalb eines kurzen Zeitraums erneut. Bereits zuvor wurden (im Dezember 2021) die Apothekerinnen und Apotheker durch Änderung des Infektionsschutzgesetzes (IfSG) ermächtigt, Schutzimpfungen gegen das Coronavirus SARS-CoV-2 durchzuführen. Nach einer ärztlichen Schulung und Erfüllung der räumlichen

Voraussetzungen können daher Apotheken in Zukunft auch die saisonalen Grippeschutzimpfungen regelhaft und ergänzend zu den Vertragsärzten anbieten.

Entgegen der in den Zulassungsunterlagen der Impfstoffe gegebenen Empfehlung, dass die Möglichkeiten der Behandlung eines anaphylaktischen Schocks ohne Zeitverzug gegeben sein sollten, wird hier die Durchführung der Impfung auf eine Berufsgruppe ausgeweitet, die weder über die Ausstattung noch die Qualifikation zur Behandlung eines anaphylaktischen Schocks verfügt. Auch wenn das Risiko selten und nicht genau quantifizierbar ist, muss man feststellen, dass hier bisher kontrollierte Risiken für Patienten zur Erleichterung des Zugangs zur Impfung in Kauf genommen werden.

Eine weitere bedeutende Regelung für die Apotheken könnte im Sommer dieses Jahres festgelegt werden. Im Rahmen des Gesetzes für mehr Sicherheit in der Arzneimittelversorgung (GSAV, in Kraft seit Sommer 2019) wurde der Gemeinsame Bundesausschuss (G-BA) beauftragt, spätestens bis zum August 2022 über die Möglichkeiten zum Austausch von ärztlich verordneten Biologika (biotechnologisch hergestellte Arzneimittel) in Apotheken zu beschließen. Diese Arzneimittel weisen bei der Behandlung von Autoimmunerkrankungen, wie zum Beispiel rheumatoider Arthritis, aber auch in der Krebstherapie eine hohe medizinische Bedeutung auf, sie sind aufgrund ihrer Kosten, aber auch aus ökonomischer Perspektive von hoher Relevanz. Aufgrund der zunehmenden Verfügbarkeit von in der Regel preisgünstigeren Nachahmerpräparaten (Biosimilars) ist die Frage nach konkreten und verbindlichen Substitutionsregeln für die Apotheken eine hochaktuelle, aber auch kontrovers geführte Diskussion. Um die aktuelle Situation des Biosimilar-Einsatzes in Deutschland zu schildern, aber auch um die Diskussion von Chancen und Risiken der Substitution von Biosimilars zu beleuchten, hat das BARMER Institut für Gesundheitssystemforschung (bifg) das frei verfügbare ePaper „Biosimilars im Fokus" (Schmitt & Heltweg, 2022) veröffentlicht. Trotz der hohen Einsparpotenziale, die mit einer konsequenten Substitution verbunden sind, ist die Umsetzung dieser Regelung aufgrund des hohen politischen Widerstands nicht gesichert. Die Gleichwertigkeit der bei uns verfügbaren Biosimilars mit den jeweiligen Referenzarzneimitteln ist belegt und unstrittig.

1.2 Datenbasis und Methodik der Analysen

Die nachfolgenden Analysen beziehen sich auf Versicherte der BARMER, einschließlich der Versicherten der BARMER GEK und der Deutschen BKK, die 2010 beziehungsweise 2017 zur BARMER fusioniert haben. Als BARMER-Versicherter wurde gewertet, wer während des analysierten Zeitraums vom 1. Januar 2021 bis zum 31. Dezember 2021 für eine beliebige Versicherungsdauer bei der BARMER als Mitglied oder mitversicherter Familienangehöriger versichert war. Da nicht alle Versicherten das ganze Jahr bei der BARMER versichert waren, wird als rechnerische Bezugsgröße, bis auf besonders gekennzeichnete Ausnahmen, die Versichertenzeit in Jahren angegeben. Es erfolgt also eine Umrechnung auf „ganzjährig Versicherte", der leichteren Lesbarkeit halber in diesem Report „BARMER-Versicherte" genannt.

Nicht nur die Berechnungen für das Jahr 2021, sondern auch die zu früheren Jahren berücksichtigen die ehemals bei den beiden fusionierten Kassen versicherten Personen. Das war auch im Arzneimittelreport 2020 der Fall, während die Arzneimittelreporte bis 2019 ausschließlich BARMER-GEK-Versicherte berücksichtigten. Die Grundlage zur Identifizierung der Versicherten wurde in diesem Jahr aufgrund der Vergleichbarkeit der verschiedenen BARMER-Reporte angepasst. Durch die veränderte Datengrundlage kommt es zu leichten Abweichungen der Versichertenzahlen zu vorangegangenen Arzneimittelreporten, und die Zahlen sind nicht eins zu eins mit dem letzten Report vergleichbar. Angaben zu Arzneimitteln umfassen Fertigarzneimittel und parenterale Rezepturarzneimittel. Letzteres ist insbesondere bei der medikamentösen Tumortherapie relevant. Eine Erläuterung der Methodik findet sich im Anhang.

Die Grundgesamtheit für die Berechnungen im vorliegenden Report für das Jahr 2021 sind 8.808.868 Versichertenjahre, von denen 4.992.781, das sind 57 Prozent, auf Frauen, und 3.816.086, das sind 43 Prozent, auf Männer entfallen.

1.3 Ergebnisse der Analysen

1.3.1 Kennzahlen zur Arzneimitteltherapie BARMER-Versicherter

Die Kennzahlen zur Arzneimitteltherapie BARMER-Versicherter lassen für 2021 die folgenden Trends erkennen:

1. Der Anstieg des Durchschnittsalters setzt sich fort. Er beträgt im Jahresvergleich von 2021 auf 2020 +91 Tage und ist bei Frauen mit +108 Tagen im Vergleich zu Männern mit +75 Tagen etwas stärker ausgeprägt.
2. Die Ausgaben für Arzneimittel 2021 pro Versicherten waren um 7,3 Prozent größer als im Vorjahr. Das Ausmaß der jährlichen Ausgabensteigerung pro Versichertenjahr liegt auf dem Niveau des vorletzten Jahres (+8,5 Prozent) und doppelt so hoch wie im letzten Jahr (+3,9 Prozent).
3. Wesentlich für die Kostensteigerung ist der Einsatz teurerer Arzneimittel. Die Kosten pro verordnete Tagesdosen (DDD) stiegen im Jahresvergleich um 5,2 Prozent.

Das Durchschnittsalter der BARMER-Versicherten lag 2021 bei 48,1 Jahren im Vergleich zu 47,9 Jahren im Jahr 2020. Die Anzahl der Versichertenjahre ist 2021 1,7 Prozent geringer als 2020. Daher sind Ausgabenvergleiche, die sich auf das Versichertenjahr beziehen, realistischer als der Vergleich von Gesamtausgaben.

Tabelle 1.1: Kennzahlen zur Arzneimitteltherapie BARMER-Versicherter im Jahr 2021

	2021	Änderung zu 2020	
Versichertenjahre	**Anzahl**	**Anzahl**	**Prozent**
Frauen	4.992.781	−89.978	−1,8
Männer	3.816.086	−58.386	−1,5
gesamt	8.808.868	−148.364	−1,7
Durchschnittsalter	**Jahre**	**Jahre/Tage**	**Prozent**
Frauen	50,8	0,3/108	0,6
Männer	44,6	0,2/75	0,5
gesamt	48,1	0,2/91	0,5

	2021	Änderung zu 2020	
≥ 65-jährige Versicherte	Anzahl	Anzahl	Prozent
Frauen	1.653.283	+8.854	0,5
Männer	913.493	+2.130	0,2
gesamt	2.566.776	+10.983	0,4
Arzneimittelausgaben	Euro	Euro	Prozent
Frauen	4.169.175.325	+196.511.243	4,9
Männer	3.191.830.585	+191.932.940	6,4
gesamt	7.361.005.909	+388.444.183	5,6
Arzneimittelausgaben pro Versichertenjahr	Euro	Euro	Prozent
Frauen	835	+53	6,8
Männer	836	+62	8,0
gesamt	836	+57	7,3
verordnete Tagesdosen pro Versichertenjahr	Anzahl	Anzahl	Prozent
Frauen	714	+14	2,1
Männer	639	+13	2,1
gesamt	682	+14	2,1
durchschnittliche Kosten pro Tagesdosis	Euro	Euro	Prozent
Frauen	1,17	+0,05	4,7
Männer	1,31	+0,07	5,8
gesamt	1,23	+0,06	5,2
Versicherte mit Arzneimitteltherapie (Versichertenjahre)	Anzahl	Anzahl	Prozent
Frauen	4.020.077	−85.976	−2,1
Männer	2.647.642	−52.478	−1,9
gesamt	6.667.719	−138.454	−2,0

Quelle: BARMER-Daten 2021

Wie im Vorjahr ist auch 2021 die Anzahl der DDD pro Versichertenjahr gestiegen, und zwar um 2,1 Prozent, im Vergleich zu einer Steigerung um 2,9 Prozent im Vorjahr. Während im letzten Jahr die Steigerung der Kosten pro Tagesdosis mit +1,0 Prozent geringer ausgefallen ist als die Mengensteigerung, ist die Steigerung der Kosten der Tagesdosis 2021 mit +5,2 Prozent größer als die Mengensteigerung.

Die Preissteigerung war 2021 doppelt so relevant für die Ausgabensteigerung wie die Mengenausweitung.

1.3.2 Ausgabenentwicklung für Arzneimittel im Zeitverlauf

Die Arzneimittelaus-
gaben der BARMER
2021 beliefen sich auf
7,36 Mrd. € und lagen
damit um 390 Mio. €
bzw. 7,3 % pro Versicher-
ten höher als 2020.

Die Gesamtausgaben für Arzneimittel zur Behandlung BARMER-Versicherter betrugen im Jahr 2021 7,36 Milliarden Euro im Vergleich zu 6,97 Milliarden 2020. Das entspricht Mehrausgaben von rund 390 Millionen Euro 2021 im Vergleich zum Vorjahr. Die Ausgabensteigerung 2021 im Vergleich zu 2014 beläuft sich auf 1,83 Milliarden Euro.

Tabelle 1.2: Gesamtausgaben für Arzneimittel BARMER-Versicherter 2014 bis 2021

Jahr	Umsatz in Milliarden Euro	Veränderung absolut zum Vorjahr in Millionen Euro	Veränderung zum Vorjahr in Prozent
2014	5,53		
2015	5,77	236,02	4,3
2016	5,97	197,09	3,4
2017	6,09	125,81	2,1
2018	6,36	265,52	4,4
2019	6,80	437,06	6,9
2020	6,97	176,73	2,6
2021	7,36	388,44	5,6

Quelle: BARMER-Daten 2021; Anmerkung: Abweichungen im Vergleich zu früheren Arzneimittelreporten sind methodisch begründet. Nähere Informationen hierzu finden sich im Kapitel „Methodische Hinweise".

Die Ausgaben für Arznei-
mittel 2021 pro Versi-
cherten sind 2,7-mal so
stark gestiegen wie das
Bruttoinlandsprodukt.

Das Bruttoinlandsprodukt ist ein Maß für die wirtschaftliche Leistung einer Volkswirtschaft in einem bestimmten Zeitraum. Es misst den Wert der im Inland hergestellten Waren und Dienstleistungen und dient als Messgröße für das Wirtschaftswachstum der Volkswirtschaften. Das Bruttoinlandsprodukt (BIP) lag nach Angaben des Statistischen Bundesamtes (Destatis) im Jahr 2021 (preisbereinigt) um 2,7 Prozent höher als im Jahr 2020. Die Arzneimittelausgaben der BARMER pro Versichertenjahr sind 2021 um 7,3 Prozent gestiegen und damit 2,7-mal stärker als das Bruttoinlandsprodukt.

Abbildung 1.1: Veränderung der Arzneimittelausgaben für BARMER-Versicherte im Vergleich zum jeweiligen Vorjahr in Millionen Euro

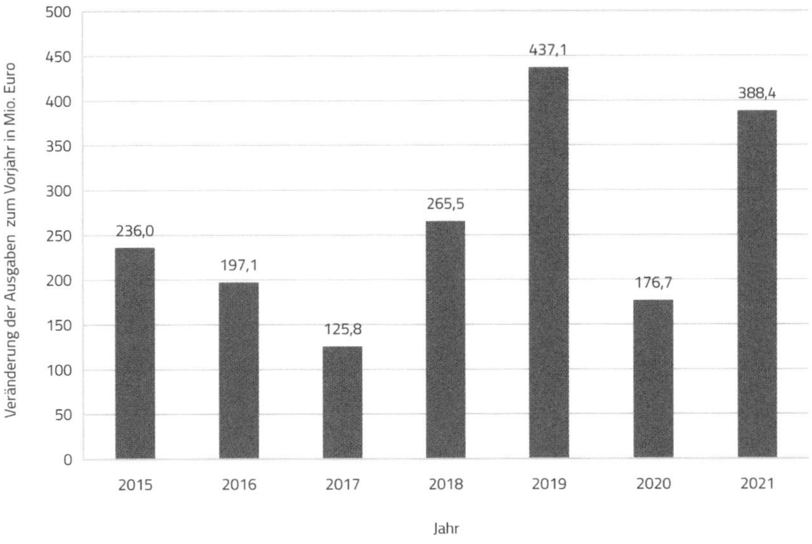

Quelle: BARMER-Daten 2021

1.3.3 Arzneimittel mit den höchsten Umsätzen

Es wurde untersucht, welche Arzneimittel 2021 die höchsten Umsätze in der Behandlung BARMER-Versicherter erzielten.

Wie im Vorjahr steht 2021 mit Apixaban ein direkt wirkendes Antikoagulans (DOAK) an der Spitze der umsatzstärksten Wirkstoffe bei BARMER-Versicherten. Ein weiteres Antikoagulans folgt mit Rivaroxaban auf Rangposition 5 und mit Edoxaban auf Rangposition 11. Dem liegt der zunehmende Einsatz der DOAK sowohl bei Patienten mit absoluter Arrhythmie als auch in weiteren Indikationen zugrunde (Chaudhary et al., 2020; Lee et al., 2021; Liao et al., 2020; Oh et al., 2021). Die Anzahl behandelter Patienten hat bei Apixaban um 13,0 Prozent (Vorjahr: 15,2 Prozent) zugenommen, bei Rivaroxaban um 3,9 Prozent (Vorjahr: -0,6 Prozent) und bei Edoxaban um 9,7 Prozent (Vorjahr: 15,8 Prozent).

Die Kostenrelevanz der Antikoagulanzien nimmt kontinuierlich zu.

Die Ausweitung der Indikation ist bei Pembrolizumab ein Treiber der Umsatzsteigerung.

Pembrolizumab ist von Rangposition 3 im Vorjahr auf Rangposition 2 2021 aufgerückt. Die Anzahl behandelter Patienten nahm nach einer Zunahme von 32,2 Prozent 2020 im Jahr 2021 erneut um 23,9 Prozent zu. Pembrolizumab ist ein PD-1-Rezeptorantikörper, der im Juli 2015 zunächst zur Monotherapie des fortgeschrittenen Melanoms zugelassen wurde (Bottomley et al., 2021; Robert et al., 2015). Es folgte die Zulassung für das lokal fortgeschrittene oder metastasierte nichtkleinzellige Bronchialkarzinom mit PD-L1-Expression nach vorheriger Chemotherapie. Insgesamt ist Pembrolizumab inzwischen für mehr als zehn onkologische Indikationen zugelassen (Mo et al., 2021). Weitere Indikationsausweitungen, insbesondere auch in Kombinationen mit anderen neuen (hochpreisigen) Onkologika, zeichnen sich ab (Abdel-Rahman, 2016; Frederickson et al., 2019; Keeping et al., 2018). 2020 hat die Europäische Kommission Pembrolizumab (Keytruda®) als Monotherapie in der Erstlinie für Erwachsene mit metastasierendem Kolorektalkarzinom mit hochfrequenter Mikrosatelliten-Instabilität (MSI-H) oder Mismatch-Reparatur-Defizienz (dMMR) zugelassen (Andre et al., 2021; Trullas et al., 2021).

Die stärkste relative Zunahme der Anzahl behandelter Patienten unter den Top 20 um 68,2 Prozent weisen Ivacaftor, Tezacaftor und Elexacaftor auf. Danach folgen Daratumumab (+ 41,4 Prozent), Enzalutamid (+ 19,8 Prozent) und Ustekinumab (+ 13,3 Prozent).

Daratunumab ist ein humaner CD38-Antikörper – der erste, der 2016 als Orphan Drug für die Monotherapie von Patienten mit rezidiviertem und refraktärem multiplem Myelom zugelassen und dessen Einsatzspektrum danach kontinuierlich erweitert wurde (Chong et al., 2021; Giri et al., 2020; Xu et al., 2019). 2020 hat die Europäische Kommission eine Marktzulassung für die subkutane Formulierung von Daratumumab (Darzalex®) für alle derzeit zugelassenen Indikationen der intravenösen Verabreichungsform des Wirkstoffs erteilt. Dies erleichtert die Anwendung im Vergleich zur bisherigen Infusion. Damit ist Daratumumab derzeit der einzige zur subkutanen Anwendung verfügbare gegen CD38 gerichtete monoklonale Antikörper.

Ustekinumab ist ein humaner monoklonaler Antikörper gegen Interleukin IL-12 und IL-23 zur Behandlung der Psoriasis mit mittelschwerem bis schwerem Verlauf bei unzureichendem Ansprechen oder Kontraindikationen für andere systemische Therapien. Eine aktuelle Cochrane-Netzwerkmetaanalyse zeigt im indirekten Vergleich für Ustekinumab Vorteile gegenüber Fumarsäureester, Apremilast, Acitretin, Etanercept und Methotrexat (Sbidian et al., 2020).

Tabelle 1.3: Arzneimittelwirkstoffe mit den höchsten Umsätzen bei BARMER-Versicherten im Jahr 2021

Rang	ATC-Kode	Wirkstoff	Umsatz 2021 in Euro	Kosten pro Patient in Euro	Veränderung Patientenzahl gegenüber 2020 in Prozent
1	B01AF02	Apixaban	161.700.557	771	+13,0
2	L01FF02	Pembrolizumab	157.300.507	48.553	+23,9
3	L04AX04	Lenalidomid	125.427.265	61.407	+3,2
4	L04AB04	Adalimumab	123.747.518	9.583	+8,6
5	B01AF01	Rivaroxaban	121.787.112	955	+3,9
6	L04AC05	Ustekinumab	91.878.617	24.774	+13,3
7	S01LA05	Aflibercept	76.826.918	5.320	+7,6
8	L01FC01	Daratumumab	75.523.649	61.331	+41,4
9	J06BA02	Immunglobuline, normal human, zur intravasalen Anwendung	75.419.585	24.971	−7,3
10	L01FG01	Bevacizumab	70.289.419	21.481	+3,8
11	B01AF03	Edoxaban	69.119.154	792	+9,7
12	R07AX32	Ivacaftor, Tezacaftor und Elexacaftor	68.808.736	132.417	+68,2
13	L01FF01	Nivolumab	66.903.866	35.221	+4,4
14	S01LA04	Ranibizumab	65.849.990	5.836	+0,6
15	L04AB01	Etanercept	62.623.466	8.431	+3,4
16	L01EL01	Ibrutinib	60.581.695	47.193	+1,1
17	L01FD01	Trastuzumab	58.464.611	18.110	−4,7
18	L04AB02	Infliximab	57.012.163	14.829	+9,2
19	L02BB04	Enzalutamid	55.615.043	24.443	+19,8
20	L02BX03	Abirateron	54.753.772	27.224	−2,6

Quelle: BARMER-Daten 2021; BARMER-Versicherte 2021 (N = 8.808.868), 2020 (N = 8.957.232)

1.3.4 Arzneimittel mit den höchsten Umsatzsteigerungen

4 Arzneimittelwirkstoffe bzw. Fixkombinationen weisen Umsatzsteigerungen um mehr als 20 Mio. € bei BARMER-Versicherten auf.

Vier Arzneimittelwirkstoffe beziehungsweise Fixkombinationen weisen Umsatzsteigerungen um mehr als 20 Millionen Euro bei BARMER-Versicherten auf: die Kombination von Ivacaftor, Tezacaftor und Elexacaftor sowie die Wirkstoffe Pembrolizumab, Tafamidis und Daratumumab.

Tabelle 1.4: Arzneimittelwirkstoffe mit den höchsten Umsatzsteigerungen bei BARMER-Versicherten von 2020 bis 2021

Rang	ATC-Kode	Wirkstoff	Umsatzsteigerung absolut in Euro	Umsatz im Jahr 2021 in Euro	Versicherte mit Arzneimittel	Kosten pro Versicherten mit Arzneimittel in Euro
1	R07AX32	Ivacaftor, Tezacaftor und Elexacaftor	54.973.907	68.808.736	520	132.417
2	L01FF02	Pembrolizumab	35.223.049	157.300.507	3.240	48.553
3	N07XX08	Tafamidis	26.064.597	47.733.143	211	226.450
4	L01FC01	Daratumumab	20.615.649	75.523.649	1.231	61.331
5	R07AX02	Ivacaftor	19.748.364	45.658.572	548	83.391
6	B01AF02	Apixaban	18.501.728	161.700.557	209.835	771
7	L04AC05	Ustekinumab	16.682.932	91.878.617	3.709	24.774
8	L04AA44	Upadacitinib	15.972.925	22.721.532	2.574	8.828
9	D11AH05	Dupilumab	14.346.524	42.446.585	3.244	13.085
10	A10BJ06	Semaglutid	13.155.788	21.179.019	24.694	858
11	M09AX10	Risdiplam	12.168.711	12.168.711	61	200.324
12	C09DX04	Valsartan und Sacubitril	12.134.602	50.158.786	31.755	1.580
13	L04AX04	Lenalidomid	11.275.888	125.427.265	2.043	61.407
14	L02BB05	Apalutamid	10.587.288	20.023.069	984	20.341
15	A10BK01	Dapagliflozin	10.203.160	21.837.405	52.520	416
16	L01XX52	Venetoclax	9.732.716	22.294.538	821	27.162
17	S01LA05	Aflibercept	8.864.061	76.826.918	14.440	5.320
18	L02BB04	Enzalutamid	8.829.227	55.615.043	2.275	24.443
19	L04AA43	Ravulizumab	8.493.931	27.017.849	99	271.892
20	B01AF03	Edoxaban	7.924.419	69.119.154	87.220	792

Quelle: BARMER-Daten 2021; BARMER-Versicherte 2021 (N = 8.808.868), 2020 (N = 8.957.232)

Tafamidis (Vyndaqel®) ist seit Februar 2020 zugelassen als Orphan Drug und indiziert zur Behandlung der Wildtyp- oder hereditären Transthyretin-Amyloidose bei erwachsenen Patienten mit Kardiomyopathie. Im Rahmen der frühen Nutzenbewertung hat der G-BA Anhaltspunkte für einen beträchtlichen Zusatznutzen von Tafamidis festgestellt, insbesondere da sich für die Gesamtmortalität ein statistisch signifikanter Vorteil zugunsten einer Behandlung mit Tafamidis zeigt (G-BA, 2020).

1.3.5 Arzneimittelausgaben pro Versicherten im Jahr 2021

Der Einsatz immer höherpreisiger Arzneimittel bei einigen Patienten führt zu einer zunehmenden Konzentration der Arzneimittelausgaben auf einen immer kleineren Anteil der Versicherten. Das zeigen die nachfolgenden Analysen.

2021 wurden für 1,7 Prozent der Versicherten mit Arzneimittelverordnung 50 Prozent der Arzneimittelausgaben der BARMER aufgewandt. Das ist vergleichbar mit dem Wert des vorletzten Jahres (1,69 Prozent) und des letzten Jahres (1,72 Prozent). Für diese nicht ganz zwei Prozent der behandelten Versicherten betrugen 2021 die durchschnittlichen Ausgaben für Arzneimittel damit 32.470 Euro, während die durchschnittlichen Arzneimittelausgaben der übrigen 98 Prozent der Versicherten bei rund 562 Euro lagen.

> 2021 wurden für 1,7 % der Versicherten mit Arzneimittelverordnung 50 % der Arzneimittelausgaben der BARMER aufgewandt.

Für rund 14 Prozent, also ein Siebtel der Versicherten, wurden 2021 wie im Vorjahr 80 Prozent der Arzneimittelausgaben aufgewendet.

Während 2014 2,41 Prozent der Versicherten mit Arzneimittelverordnung für 50 Prozent der Ausgaben verantwortlich waren, hat sich dieser Anteil über die Jahre kontinuierlich bis auf 1,83 Prozent 2018, 1,70 Prozent 2019, 1,73 Prozent 2020 und 1,70 Prozent 2021 verringert. Die Konzentration der Ausgaben setzt sich langsam fort. Die Frage einer fairen Preisbildung für Arzneimittel ist weiterhin unbeantwortet (Cutler, 2020; Ledley et al., 2020; Vogler et al., 2017).

Abbildung 1.2: Anteil an den Arzneimittelausgaben nach Anteil der BARMER-Versicherten mit Arzneimittelverordnung im Jahr 2021

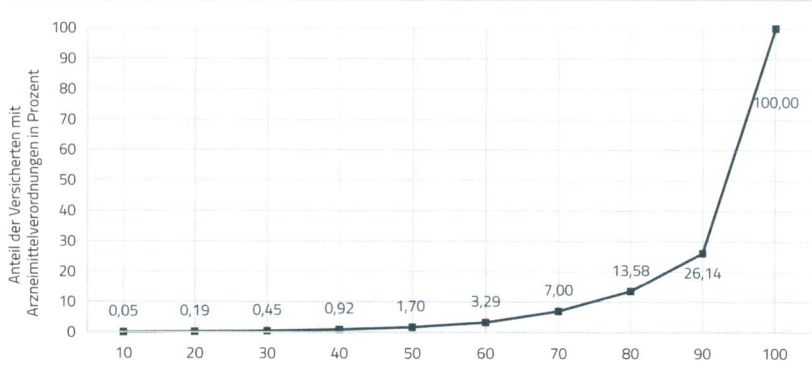

Quelle: BARMER-Daten 2021; BARMER-Versicherte mit Arzneimittelverordnung 2021
(n = 6.667.719)

Tabelle 1.5: Anteil BARMER-Versicherter mit Arzneimittelverordnung mit darauf entfallendem Anteil der Arzneimittelausgaben im Jahr 2021

Anteil der Arzneimittelausgaben 2021 in Prozent	Anteil der Versicherten mit Arzneimittelverordnungen in Prozent
10	0,05
20	0,19
30	0,45
40	0,92
50	1,70
60	3,29
70	7,00
80	13,58
90	26,14
100	100,00

Quelle: BARMER-Daten 2021; BARMER-Versicherte mit Arzneimittelverordnung 2021
(n = 6.667.719)

Abbildung 1.3: Anteil der BARMER-Versicherten mit Arzneimittelverordnung, für deren Behandlung 50 Prozent der Ausgaben für Arzneimittel aufgewendet werden, in den Jahren 2014 bis 2021

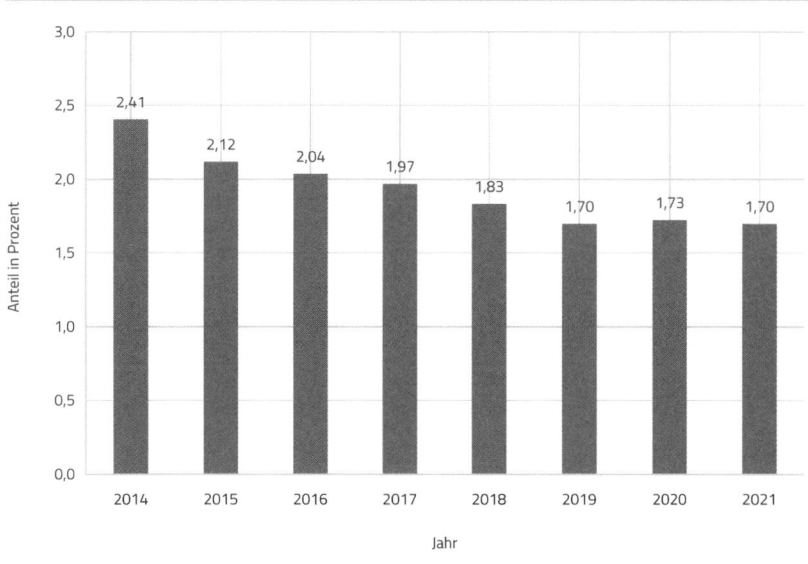

Quelle: BARMER-Daten 2021

1.3.6 Verordnungshäufigkeit von Wirkstoffen und Arzneimitteln

Was wurde wie häufig verordnet? Die Antwort auf diese Standardfrage des Arzneimittel-reports der BARMER gibt Tabelle 1.6.

Was soll man hier Neues berichten, wenn sich mit Ibuprofen, Metamizol, Pantoprazol und Levothyroxin-Natrium auf den Rangpositionen 1 bis 4 nichts geändert hat? Leider, denn Metamizol, Pantoprazol und Levothyroxin-Natrium sind Wirkstoffe, die dafür bekannt sind, dass ihr Einsatz in relevantem Umfang außerhalb medizinischer Notwendigkeit erfolgt. Wir haben bereits darauf hingewiesen:

- die unkritisch häufige und teilweise langfristige Verordnung von Metamizol trotz der Einschränkung der Zulassung und des Risikos der Agranulozytose (Klose et al., 2020) sowie der aktuell in den Fokus geratenen Lebertoxizität (Sebode et al., 2020; Weber et al., 2021);

- Protonenpumpeninhibitoren (PPI), die sowohl im ambulanten Sektor als auch im Krankenhaus häufig ohne beziehungsweise nach Wegfall medizinischer Notwendigkeit eingesetzt werden (Batuwitage et al., 2007; Nardino et al., 2000). Dies wird durch eine aktuelle Studie noch einmal bestätigt (Muheim et al., 2021);

- die Substitution von Schilddrüsenhormonen ohne medizinische Notwendigkeit. International spricht sich keine Leitlinie für eine Substitution unter TSH-Werten von 10 U/l aus (Bekkering et al., 2019). In der Praxis werden allerdings häufig auch euthyreote Patienten und Patienten mit nicht substitutionsbedürftiger TSH-Erhöhung mit Schilddrüsenhormonen behandelt. Die nicht indizierte Bestimmung von TSH ist häufig der erste Schritt zur nicht indizierten Hormonverordnung (Wintemute et al., 2019).

Der über die medizinische Notwendigkeit bzw. Zulassung hinausgehende Einsatz von Metamizol, L-Thyroxin und Protonenpumpeninhibitoren setzt sich fort.

Tabelle 1.6: Top 20 der am häufigsten eingesetzten Arzneimittelwirkstoffe nach Anzahl BARMER-Versicherter mit Arzneimitteltherapie im Jahr 2021

Rang	ATC-Kode	Wirkstoff	Anzahl Versicherter mit Arzneimittel	Veränderung Versicherte mit Arzneimittel zu 2020 in Prozent
1	M01AE01	Ibuprofen	1.546.396	−0,6
2	N02BB02	Metamizol-Natrium	1.175.076	−1,2
3	A02BC02	Pantoprazol	1.145.922	+1,8
4	H03AA01	Levothyroxin-Natrium	1.006.723	−0,9
5	C09AA05	Ramipril	800.697	−0,3
6	C07AB07	Bisoprolol	770.850	+1,0
7	C09CA06	Candesartan	644.645	+9,0
8	C08CA01	Amlodipin	589.320	+1,2
9	C07AB02	Metoprolol	578.032	−2,7
10	C10AA05	Atorvastatin	524.102	+12,4
11	C03CA04	Torasemid	514.955	+1,8
12	C10AA01	Simvastatin	480.597	−8,1
13	R03AC02	Salbutamol	391.513	−4,4
14	J01CA04	Amoxicillin	381.604	−8,2
15	M01AB05	Diclofenac	368.621	−8,8
16	A10BA02	Metformin	366.342	+2,5

Rang	ATC-Kode	Wirkstoff	Anzahl Versicherter mit Arzneimittel	Veränderung Versicherte mit Arzneimittel zu 2020 in Prozent
17	H02AB06	Prednisolon	365.577	−3,0
18	B01AC06	Acetylsalicylsäure	326.483	−1,4
19	A11CC05	Colecalciferol	307.558	+8,2
20	M04AA01	Allopurinol	284.073	−1,9

Quelle: BARMER-Daten 2021; BARMER-Versicherte 2021 (N = 8.808.868), 2020 (N = 8.957.232)

Arzneimittel mit der stärksten Steigerung der Anzahl behandelter Patienten

Tabelle 1.7 zeigt die Arzneimittel mit der stärksten Steigerung der Anzahl behandelter Patienten. Welche Trends sind erkennbar?

Die Zunahme des Einsatzes von Lipidsenkern setzt sich fort. Über 100.000 Versicherte zusätzlich erhalten Atorvastatin oder Rosuvastatin. Wie zuvor berichtet, sind der Verlust des Patentschutzes 2018 und die Verfügbarkeit als Generikum eine wichtige Ursache für die Verordnungszunahme bei Rosuvastatin. Insgesamt ist die Verordnungszunahme bei Lipidsenkern als Zeichen der vermehrten Umsetzung der Empfehlungen zu intensiverer Senkung des LDL-Cholesterins zu sehen. Die European Society of Cardiology und die European Atherosclerosis Society haben im August 2019 ihre drei Jahre alte Leitlinie zum Management von Dyslipidämien aktualisiert (Mach et al., 2020). Bei den Zielwerten geht die neue europäische Leitlinie über die vor zehn Monaten publizierte amerikanische Leitlinie deutlich hinaus. Angestrebt wird bei Personen mit sehr hohem kardiovaskulärem Grundrisiko ein LDL-Zielwert kleiner 55 mg/dl – und zwar in der Sekundär- und in der Primärprävention. Die neue Leitlinie erweitert damit erheblich den Kreis der medikamentös behandlungsbedürftigen Menschen mit Hyperlipidämien. Die Grenze zwischen Primär- und Sekundärprävention wird aufgehoben. Auf die Interessenkonflikte von 19 der 21 Leitlinienautoren mit einem oder mit bis zu 48 pharmazeutischen Unternehmen und 82 Prozent der Gutachter der Leitlinie haben wir bereits im letzten Report hingewiesen (Mortensen & Nordestgaard, 2020; Pavlovic et al., 2020).

Die Verordnung von Lipidsenkern nimmt weiterhin zu.

Auch die Zunahme der Verordnung von direkt wirkenden Antikoagulanzien setzt sich fort. Apixaban wird im Jahresvergleich bei 24.111 Versicherten mehr verordnet.

Die Zunahme der Verordnung von Acetylsalicylsäure (ASS) als Schmerzmittel und Antipyretikum/Antiphlogistikum ist zu bemerken. Der Einsatz von ASS in der Primärprophylaxe wird aufgrund überzeugender Studien nicht mehr empfohlen (Abdelaziz et al., 2019).

Tabelle 1.7: Top-20-Arzneimittel mit der stärksten Steigerung der Anzahl behandelter Patienten im Jahr 2021

Rang	ATC-Kode	Wirkstoff	Veränderung Versicherte mit Arzneimittel zu 2020 absolut	Veränderung Versicherte mit Arzneimittel zu 2020 in Prozent
1	C10AA05	Atorvastatin	57.799	+12,4
2	C09CA06	Candesartan	53.028	+9,0
3	C10AA07	Rosuvastatin	49.601	+57,8
4	B01AF02	Apixaban	24.111	+13,0
5	A11CC05	Colecalciferol	23.327	+8,2
6	R01AA05	Oxymetazolin	21.131	+112,2
7	A02BC02	Pantoprazol	20.515	+1,8
8	A10BK01	Dapagliflozin	19.873	+60,9
9	J01EE01	Sulfamethoxazol und Trimethoprim	17.086	+13,7
10	C10AX09	Ezetimib	16.926	+29,1
11	A10BK03	Empagliflozin	14.395	+26,4
12	C08CA13	Lercanidipin	13.980	+7,8
13	J01CA08	Pivmecillinam	12.514	+29,8
14	A10BJ06	Semaglutid	11.139	+82,2
15	N02BA01	Acetylsalicylsäure	11.048	+622,8
16	M01AH05	Etoricoxib	9.625	+5,2
17	N03AX16	Pregabalin	9.395	+6,4
18	C03CA04	Torasemid	9.242	+1,8
19	A10BA02	Metformin	9.086	+2,5
20	G03CD01	Estriol	8.823	+4,9

Quelle: BARMER-Daten 2021; BARMER-Versicherte 2021 (N = 8.808.868), 2020 (N = 8.957.232)

1.3.7 Arzneimitteltherapie nach Facharztgruppe

Während Hausärzte die meisten Patienten behandeln und auch die meisten Arzneimittel verordnen, nimmt ihr Anteil an den Verordnungskosten weiter ab. Betrug er 2017 noch 39 Prozent, so lag er 2021 nur noch bei 34 Prozent. Das zeigt die zunehmende ökonomische Bedeutung der fachärztlichen Verordnungen für die Arzneimittelausgaben. In allen Fächern außer der Hämato-/Onkologie lag der Anstieg seit 2017 unter oder knapp über einem Prozentpunkt, in der Hämato-/Onkologie betrug er 3,7 Prozentpunkte. Dies unterstreicht die zunehmende ökonomische Relevanz der Ausgaben für medikamentöse Tumortherapie. Facharztgruppen, deren Anteil an den Verordnungsausgaben zurückgegangen ist, sind Neurologen, Gynäkologen und Orthopäden.

Der Anteil der Hausärzte an den Verordnungskosten ist von 39 % 2017 auf 34 % 2021 zurückgegangen.

Tabelle 1.8: Ausgaben für Arzneimittel BARMER-Versicherter nach Fachgruppenzugehörigkeit des verordnenden Arztes in den Jahren 2017 und 2021

Rang	Facharztgruppe	Ausgaben 2021 in Euro	Anteil 2021 in Prozent	Anteil 2017 in Prozent	Veränderung Ausgaben in Prozent
1	Allgemeinmedizin (inkl. HA-Int.)	2.496.078.329	33,9	39,0	+4,9
2	Hämatologie und Onkologie	1.089.770.561	14,8	11,1	+60,5
3	Neurologie	472.148.344	6,4	7,3	+5,8
4	Rheumatologie	306.875.350	4,2	3,9	+28,0
5	Pneumologie	246.029.175	3,3	2,1	+88,7
6	Innere Medizin	223.656.809	3,0	2,6	+40,4
7	Urologie	220.929.202	3,0	2,5	+43,8
8	Augenheilkunde	217.965.440	3,0	2,8	+27,5
9	Dermatologie	214.472.985	2,9	2,2	+58,4
10	Gastroenterologie	182.000.126	2,5	2,3	+32,0
11	Gynäkologie	174.674.622	2,4	2,8	+3,9
12	Pädiatrie	145.237.487	2,0	1,7	+41,3
13	Nephrologie	128.945.776	1,8	1,8	+17,2
14	HNO-Heilkunde	74.970.808	1,0	0,8	+60,0
15	Psychiatrie und Psychotherapie	73.232.165	1,0	1,0	+22,6
16	Kardiologie	66.436.871	0,9	0,6	+84,5
17	Orthopädie	57.672.543	0,8	0,9	+7,3
18	Endokrinologie und Diabetologie	25.526.341	0,3	0,3	+23,8

Quelle: BARMER-Daten 2021; BARMER-Versicherte 2021 (N = 8.808.868), 2017 (N = 9.361.411)

Mit 14.628 € liegen die Ausgaben pro Patient bei Hämato-/Onkologen mit weitem Abstand an der Spitze.

Tabelle 1.9 zeigt den Anstieg der durchschnittlichen Ausgaben pro Versicherten im Vergleich von 2021 zu 2017 nach Facharztgruppen. Deutliche Steigerung zeigen hier wie jedes Jahr die Hämatologen/Onkologen mit 33 Prozent höheren Ausgaben pro Patient. Mit 14.628 Euro pro Patient liegen sie mit weitem Abstand an der Spitze. Die deutlichste relative Steigerung findet sich aber mit 110 Prozent bei den HNO-Ärzten, gefolgt von 84 Prozent bei den Pneumologen. Fachärztliche Therapie wird zunehmend teurer.

Die Steigerung von 57 Prozent bei den Internisten zeigt, dass hochpreisige Arzneimittel vermehrt zur Behandlung von Erkrankungen mit hoher Prävalenz, gemeinhin als „Volkskrankheiten" bezeichnet, eingesetzt werden.

Tabelle 1.9: Durchschnittliche Ausgaben für Arzneimittel pro BARMER-Versicherten mit Arzneimitteltherapie nach Fachgruppenzugehörigkeit des verordnenden Arztes in den Jahren 2017 und 2021

Rang 2021	Rang 2017	Facharztgruppe	Ausgaben pro Versicherten 2021 in Euro	Ausgaben pro Versicherten 2017 in Euro	Veränderung in Euro	Veränderung in Prozent
1	1	Hämatologie und Onkologie	14.628	10.999	+3.628	+33,0
2	2	Rheumatologie	3.374	3.098	+276	+8,9
3	3	Gastroenterologie	1.991	1.680	+311	+18,5
4	4	Nephrologie	1.890	1.645	+245	+14,9
5	6	Innere Medizin	1.402	894	+508	+56,9
6	5	Neurologie	1.059	1.007	+52	+5,1
7	7	Endokrinologie und Diabetologie	998	822	+176	+21,4
8	8	Pneumologie	945	514	+431	+83,8
9	9	Urologie	613	415	+199	+47,9
10	10	Allgemeinmedizin (inkl. HA-Int.)	478	406	+71	+17,6
11	13	Kardiologie	361	233	+128	+55,0
12	12	Augenheilkunde	350	255	+95	+37,3
13	11	Psychiatrie und Psychotherapie	342	345	−3	-0,9
14	15	Dermatologie	301	176	+126	+71,5
15	16	Pädiatrie	275	156	+119	+76,7
16	14	Gynäkologie	239	211	+29	+13,6
17	17	HNO-Heilkunde	202	96	+106	+110,1
18	18	Orthopädie	91	87	+4	+4,4

Quelle: BARMER-Daten 2021; BARMER-Versicherte mit Arzneimittelverordnung 2021 (n = 6.667.719), 2017 (n = 7.346.790)

Tabelle 1.10 zeigt das Spektrum der vom Hausarzt verordneten Arzneimittelwirkstoffe. Im Vergleich zu den Analysen des letztjährigen Arzneimittelreports stehen mit Apixaban, Rivaroxaban und Edoxaban die identischen Wirkstoffe in identischer Reihenfolge an der Spitze der umsatzstärksten verordneten Arzneimittel. Alle drei sind mit Ausgaben von mehr als 700 Euro pro Patient und Jahr verbunden. Aufgerückt von Rangposition 15 im Jahr 2020 auf Rangposition 9 2021 ist Valsartan/Sacubitril mit Kosten in Höhe von 1.430 Euro pro behandelten Versicherten pro Jahr. Während der Einsatz von Valsartan/Sacubitril bei Patienten mit Herzinsuffizienz und eingeschränkter linksventrikulärer Funktion mit patientenrelevantem Zusatznutzen einhergeht und kosteneffizient ist (Wu et al., 2022), trifft das auf Patienten mit Herzinsuffizienz und normaler linksventrikulärer Ejektionsfraktion nicht zu (Slawson, 2022). Hier sollte Valsartan/Sacubitril nicht eingesetzt werden.

Die Tagestherapiekosten von Hausärzten verordneter Arzneimittel steigen weiter an, und die zu beachtenden Kriterien bei der Indikationsstellung werden zunehmend komplexer.

Dulaglutid ist deutlich aufgerückt von Rangposition 25 im Jahr 2020 auf Rangposition 17 im Jahr 2021. Auch hier sind die Kosten pro behandelten Versicherten mit 937 Euro pro Jahr überdurchschnittlich hoch im Vergleich zu den anderen Arzneimitteln der umsatzstärksten vom Hausarzt verordneten Arzneimittel.

Dulaglutid ist ein 2014 zugelassener langwirkender GLP-1-Rezeptoragonist zur Behandlung des Diabetes mellitus, der einmal pro Woche subkutan injiziert wird. In der REWIND-Studie mit 9.901 Patienten mit Typ-2-Diabetes und hohem kardiovaskulärem Risiko trat bei einer Nachbeobachtungszeit von 5,4 Jahren der kombinierte kardiovaskuläre Endpunkt (kardiovaskulärer Tod, nichttödlicher Herzinfarkt, nichttödlicher Schlaganfall) in der Dulaglutidgruppe seltener auf als in der Placebogruppe (12,0 versus 13,4 Prozent) (Gerstein et al., 2019).

Die hausärztliche Therapie mit Valsartan/Sacubitril ist mit Kosten in Höhe von 1.430 € pro behandelten Versicherten pro Jahr verbunden.

Tabelle 1.10: Die 20 umsatzstärksten von Hausärzten und hausärztlich tätigen Internisten verordneten Arzneimittel bei BARMER-Versicherten im Jahr 2021

Rang 2021	Rang 2020	Wirkstoff	Umsatz in Euro	behandelte Versicherte	Kosten pro behandelten Versicherten und Jahr in Euro
1	1	Apixaban	151.164.506	199.062	759
2	2	Rivaroxaban	112.270.576	117.385	956
3	3	Edoxaban	64.460.103	82.969	777
4	7	Candesartan	48.577.113	625.700	78
5	5	Levothyroxin-Natrium	47.883.614	973.781	49
6	6	Insulin glargin	47.221.374	118.864	397
7	4	Pantoprazol	45.273.722	997.316	45
8	8	Metamizol-Natrium	43.289.876	888.446	49
9	15	Valsartan und Sacubitril	39.083.351	27.333	1.430
10	9	Ramipril	37.559.145	782.815	48
11	11	Bisoprolol	36.090.581	747.657	48
12	10	Metoprolol	35.547.800	560.924	63
13	14	Empagliflozin	35.388.091	65.160	543
14	12	Sitagliptin	34.472.892	96.750	356
15	13	Insulin lispro	31.348.287	49.558	633
16	16	Metformin und Sitagliptin	27.733.330	73.063	380
17	25	Dulaglutid	27.391.333	29.242	937
18	19	Insulin aspart	26.424.683	43.174	612
19	18	Torasemid	26.237.786	493.664	53
20	23	Atorvastatin	25.219.319	503.930	50

Quelle: BARMER-Daten 2021; BARMER-Versicherte 2021 (N = 8.808.868)

1.3.8 Versicherte nach Anzahl der ihnen Arzneimittel verordnenden Ärzte

Die nachfolgenden Analysen zeigen, dass nur ein Drittel der Versicherten ihre Arzneimitteltherapie durch einen einzigen Arzt erhält, aber zwei Drittel von mehreren Ärzten medikamentös behandelt werden. Hier hat sich im Vergleich zu den Ergebnissen im letzten Jahr praktisch keine Veränderung gezeigt.

Kommunikationsfehler und daraus resultierende Informationsdefizite sind eine wichtige Ursache vermeidbarer Schädigung von Patienten im ambulanten wie im stationären Behandlungssektor und insbesondere bei sektorenübergreifender Behandlung (Desai et al., 2012; Glintborg et al., 2007; Witherington et al., 2008).

Eine aktuelle Studie aus China zeigt, dass das Vorhandensein eines die Therapie koordinierenden Hausarztes mit geringerer Prävalenz von Polypharmazie assoziiert ist (Wang et al., 2021), welche wiederum mit patientenrelevantem Schaden verbunden ist (Garfinkel & Levy, 2022). Die Ergebnisse unterstreichen damit die Bedeutung der Einführung eines die Therapie koordinierenden Arztes.

2/3 der Versicherten mit Arzneimitteltherapie werden durch mehrere Ärzte medikamentös behandelt.

Tabelle 1.11: BARMER-Versicherte mit Arzneimitteltherapie nach Anzahl der ihnen Arzneimittel verordnenden Ärzte im Jahr 2021

Anzahl verordnender Ärzte	Versicherte mit Arzneimittel	Anteil Versicherter mit Arzneimittel in Prozent	Anteil in Prozent (kumulativ)
1	2.314.311	34,7	34,7
2	1.806.625	27,1	61,8
3	1.149.053	17,2	79,0
4	659.216	9,9	88,9
5 und mehr	738.515	11,1	100,0

Quelle: BARMER-Daten 2021; BARMER-Versicherte mit Arzneimittelverordnung 2021
(n = 6.667.719)

1.3.9 Alters- und geschlechtsspezifische Analysen

Bei den 20- bis 64-Jähri-
gen ist die Anzahl ver-
ordneter Tagesdosen um
mehr als 8 % gestiegen.

Die Anzahl verordneter Tagesdosen pro Versicherten 2021 ist im Vergleich zu 2017 mit 714 versus 646 DDD bei Frauen (+10,5 Prozent) und 639 versus 577 DDD bei Männern (+10,7 Prozent) deutlich gestiegen. Bei Betrachtung nach Altersgruppen sieht man bei den unter 20-Jährigen einen Rückgang um −10,1 Prozent bei Frauen und −5,5 Prozent bei Männern, während in allen anderen Altersgruppen die Anzahl verordneter Tagesdosen ansteigt. Am stärksten ist der Anstieg in der Altersgruppe der 20- bis 64-Jährigen, hier beträgt er 8,5 Prozent bei Frauen und 8,3 Prozent bei Männern. Bei den älteren, das heißt den Versicherten ab 75 Jahren, beträgt der Anstieg 6,0 beziehungsweise 7,4 Prozent bei Frauen und Männern.

Tabelle 1.12: Arzneimittelausgaben pro BARMER-Versicherten in Abhängigkeit von Lebensalter und Geschlecht in den Jahren 2017 und 2021

Altersgruppe	Anteil Versicherter mit Arzneimittel in Prozent				Anzahl verordneter Tagesdosen (DDD) pro Versicherten				Ausgaben für Arzneimittel pro Versicherten in Euro			
	Frauen		Männer		Frauen		Männer		Frauen		Männer	
	2017	2021	2017	2021	2017	2021	2017	2021	2017	2021	2017	2021
jünger als 20	78	67	70	62	169	152	128	121	148	179	153	224
20 bis 64	78	76	66	62	390	423	375	406	554	682	501	637
65 bis 74	91	91	90	89	1.082	1.127	1.304	1.393	1.023	1216	1.227	1561
älter als 74	96	96	95	95	1.536	1.628	1.658	1.780	1.189	1436	1.483	1987
gesamt	83	81	73	69	646	714	577	639	669	835	627	836

Quelle: BARMER-Daten 2021; BARMER-Versicherte 2021 (N = 8.808.868), 2017 (N = 9.361.411)
Anmerkung: Abweichungen zu Werten im Text basieren auf Rundungsdifferenzen.

Die kontinuierlich steigende Anzahl verordneter Arzneimittel darf nicht mit einer besseren Therapie der Versicherten gleichgesetzt werden. Eine aktuelle Metanalyse zeigt, dass Polypharmazie bei Patienten mit Diabetes mellitus mit patientenrelevantem Schaden und schlechterer Einstellung des Diabetes assoziiert ist (Remelli et al., 2022). Auch ist belegt, dass die strukturierte Reduktion von Polypharmazie zu einer Reduktion von Mortalität und Krankenhauseinweisung bei älteren Patienten führen kann (Garfinkel & Levy, 2022). Strategien zur strukturierten Überprüfung der Arzneimitteltherapie bei Patienten mit Polypharmazie wie im AdAM-Projekt (Anwendung für digital unterstütztes Arznei-mitteltherapie- und Versorgungs-Management) unter Konsortialführung der BARMER werden daher zunehmend wichtig.

Betrachtet man die Ausgaben, so fällt auf, dass trotz des Rückgangs der verordneten Tagesdosen bei den unter 20-Jährigen die Ausgaben bei Frauen um 20,9 Prozent und bei Männern um 46,4 Prozent gestiegen sind. Insgesamt ist von 2017 zu 2021 ein Ausgabenanstieg von 24,8 Prozent bei Frauen und 33,3 Prozent bei Männern zu verzeichnen. Der deutlichere Anstieg der Ausgaben im Vergleich zu den verordneten Tagesdosen zeigt den Kostenanstieg der Arzneimittel.

Tabelle 1.13: Veränderungen der Arzneimittelausgaben und der verordneten Tagesdosen (DDD) pro BARMER-Versicherten in Abhängigkeit vom Lebensalter in Prozent

Alter der BARMER-Versicherten	Veränderung Ausgaben pro Versicherten 2021 zu 2017 in Prozent	Veränderung DDD pro Versicherten 2021 zu 2017 in Prozent
65	22,0	4,9
70	20,0	3,6
75	26,5	8,6
80	27,4	3,7
85	23,7	4,1
90	23,5	6,0
95	24,7	5,8

Quelle: BARMER-Daten 2021; BARMER-Versicherte 2021 (N = 8.808.868), 2017 (N = 9.361.411)

1.3.10 Ausgabenentwicklung bei medikamentöser Tumortherapie

Im Jahr 2021 wurden für onkologische Arzneimittel zur Behandlung von Versicherten der BARMER 1,46 Milliarden Euro ausgegeben, das ist ein Anstieg um 9,7 Prozent im Vergleich zum Vorjahr. Die Ausgaben für onkologische Arzneimittel sind damit auch 2021 deutlich stärker gestiegen als die Ausgaben für Arzneimittel insgesamt. Die Ausgaben für onkologische Arzneimittel pro behandelten Patienten sind von 10.273 Euro 2020 auf 11.063 Euro 2021, das heißt um 7,7 Prozent gestiegen. Das zeigt, dass weniger die Zunahme der Anzahl behandelter Patienten – von 129.497 2020 auf 131.943 2021 –, sondern vor allem höhere Ausgaben pro Patient für den Kostenanstieg verantwortlich sind. 7,5 pro 1.000 Behandelte – und damit 1,3 pro 1.000 mehr als im Vorjahr – wiesen Behandlungskosten von mehr als 100.000 Euro auf.

Tabelle 1.14: Kennzahlen zur Verordnung von Onkologika im ambulanten Sektor

Parameter	2017	2018	2019	2020	2021	2017–2021*
Patienten mit Onkologikum	123.507	125.702	128.414	129.497	131.943	6,8
Prävalenz in Prozent	1,3	1,4	1,4	1,5	1,5	13,6
Durchschnittsalter in Jahren	68,8	69,0	69,3	69,6	69,8	1,4
Anteil Frauen	66,7	66,7	66,6	66,6	66,8	0,1
DDD gesamt in Millionen	35,5	36,5	37,8	38,9	39,5	11,3
DDD pro Empfänger	287,8	290,0	294,1	300,3	299,6	4,1
Kosten gesamt in Millionen Euro	1.008,8	1.080,8	1.232,4	1.330,4	1.459,6	44,7
Anstieg Kosten gesamt im Vergleich zum Vorjahr in Prozent	8,4	7,1	14,0	8,0	9,7	
Kosten pro Empfänger in Euro	8.168	8.598	9.597	10.273	11.063	35,4
Anstieg Kosten pro Empfänger im Vergleich zum Vorjahr in Prozent	6,2	5,3	11,6	7,1	7,7	
Patienten mit Kosten über 100.000 Euro	381	531	708	796	984	158,3
Anteil Patienten mit Kosten über 100.000 Euro pro 1.000 Empfänger	3,1	4,2	5,5	6,2	7,5	142,2

* Veränderungsrate in Prozent
Quelle: BARMER-Daten 2021; BARMER-Versicherte 2017 (N = 9.361.411), 2018 (N = 9.217.010), 2019 (N = 9.073.776), 2020 (N = 8.957.232), 2021 (N = 8.808.868); Onkologika: ATC-Kode-Gruppen L01 und L02

Der überproportionale Anstieg der Ausgaben für Onkologika ist kein neues, sondern ein jedes Jahr zu beobachtendes Phänomen, wie Tabelle 1.15 zeigt. Hier wird die Ausgabensteigerung bei onkologischen Arzneimitteln für BARMER-Versicherte der Ausgabensteigerung aller Arzneimittel ohne Onkologika für BARMER-Versicherte, also der Kostensteigerung aller anderen Arzneimittel, gegenübergestellt. Das macht den Unterschied noch deutlicher.

Die Ausgaben für onkologische Arzneimittel sind in den letzten 5 Jahren fast 3-mal so stark gestiegen wie für andere Arzneimittel.

Während die Ausgaben für die „anderen" Arzneimittel in den letzten fünf Jahren insgesamt um durchschnittlich 3,2 Prozent pro Jahr gestiegen sind, verzeichnete die BARMER bei Ausgaben für onkologische Arzneimittel im Durchschnitt einen Anstieg von 9,4 Prozent.

Tabelle 1.15: Kostenanstieg Onkologika im Vergleich zu anderen Arzneimitteln

	Anstieg der Ausgaben im Vergleich zum Vorjahr in Prozent					
	2017	2018	2019	2020	2021	Durchschnitt
onkologische Arzneimittel	8,4	7,1	14,0	8,0	9,7	9,4
andere Arzneimittel	0,9	3,8	5,4	1,4	4,6	3,2
Faktor	9,0	1,9	2,6	5,6	2,1	2,9

Quelle: BARMER-Daten 2021; BARMER-Versicherte 2017 (N = 9.361.411, 2018 (N = 9.217.010), 2019 (N = 9.073.776), 2020 (N = 8.957.232), 2021 (N = 8.808.868); Onkologika: ATC-Kode-Gruppen L01 und L02

Der Kostenanteil onkologischer Arzneimittel an den Gesamtausgaben für Arzneimittel ist von 16 Prozent 2017 auf 20 Prozent 2021 gestiegen. Würde sich die relative Steigerung der Ausgaben für onkologische und nichtonkologische Arzneimittel zukünftig unverändert fortsetzen, würden in fünf Jahren 25 Prozent und in zehn Jahren 30 Prozent der Gesamtausgaben für Arzneimittel auf Onkologika entfallen.

Anteil von Patienten mit Kosten über 100.000 Euro im Beobachtungszeitraum
von drei Jahren
Die nachfolgende Analyse zu Patienten mit Kosten von mindestens 100.000 bis über 500.000 Euro innerhalb eines Betrachtungszeitraums von drei Jahren zeigt, wie stark die Kosten des einzelnen Arzneimittels, aber auch die Kosten der Kombinationstherapie und einer sequenziellen Therapie zur Ausgabensteigerung beitragen. Der Anteil von Patienten mit hochpreisiger Therapie im Dreijahreszeitraum steigt kontinuierlich.

Im Zeitraum von 2019 bis 2021 wurden zweieinhalbmal so viele Patienten mit onkologischer Therapie mit Kosten von mehr als 500.000 Euro behandelt als in dem Zeitraum von 2016 bis 2018. Der Trend zu Hochkostentherapie ist ungebrochen. Neben immer höheren Preisen onkologischer Arzneimittel tragen ein wachsender Anteil langfristiger statt zeitlich begrenzter Therapien und die Tendenz zur Kombinationstherapie mit hochpreisigen Onkologika zur Kostensteigerung pro Patient bei.

Tabelle 1.16: Versicherte mit hohen Onkologikatherapiekosten in einem Beobachtungszeitraum von drei Jahren

Therapie mit Onkologika Kosten in Euro über	Anteil an Patienten mit Onkologikatherapie in den Jahren in Prozent				Anzahl Patienten mit Onkologikatherapie in den Jahren			
	2016 bis 2018	2017 bis 2019	2018 bis 2020	2019 bis 2021	2016 bis 2018	2017 bis 2019	2018 bis 2020	2019 bis 2021
100.000	4,69	5,74	6,84	7,79	7.892	9.996	12.034	13.877
200.000	1,03	1,37	1,70	2,13	1.729	2.382	2.988	3.790
300.000	0,22	0,30	0,37	0,48	370	515	646	860
400.000	0,07	0,10	0,13	0,17	120	174	229	294
500.000	0,03	0,05	0,06	0,07	54	92	114	133

Quelle: BARMER-Daten 2021; Versicherte mit Onkologika im jeweiligen Dreijahreszeitraum (bei nicht bis zum 31.12. des letzten Jahres versicherten Personen Onkologika im Dreijahreszeitraum vor dem letzten Versicherungstag in diesem Jahr) 2016 bis 2018 (n = 168.300), 2017 bis 2019 (n = 174.060), 2018 bis 2020 (n = 175.978), 2019 bis 2021 (n = 178.131); Onkologika: ATC-Kode-Gruppen L01 und L02

In die Auswertung wurden nur Versicherte einbezogen, die in den jeweiligen Dreijahres-zeiträumen durchgängig versichert waren beziehungsweise, wenn sie nicht bis zum 31. Dezember des letzten Jahres versichert waren, im Dreijahreszeitraum vor dem letzten Versicherungstag dieses Jahres durchgängig versichert waren. Die Onkologikatherapie konnte auch nur in einem Teil des Dreijahreszeitraums erfolgen.

Onkologische Arzneimittel mit den höchsten Kosten pro Patient 2021

Tabelle 1.17 zeigt die Top 20 der onkologischen Arzneimittel bezogen auf die Ausgaben pro Patient im Jahr 2021. Jedes Jahr sind hier weitere Kostensprünge zu verzeichnen. Im 2020er-Arzneimittelreport mit Daten von 2019 belegte Inotuzumab ozogamicin (Besponsa®) die Spitzenposition der höchsten durchschnittlichen Behandlungskosten mit 92.000 Euro pro Patient, gefolgt von Blinatumomab mit 91.517 Euro pro Patient auf Rangposition 2. Im letztjährigen Report (Daten von 2020) führten Larotrectinib und Midostaurin die Rangliste mit 183.748 Euro, respektive 134.839 Euro pro Patient an. Im aktuellen Report mit Daten von 2021 zeigen die Analysen für Avapritinib Kosten von 327.209 Euro pro Patient und damit einen neuen Spitzenwert. Dieser Kostensprung pro Patient verdeutlicht die anhaltende Tendenz zu immer höherpreisigen neuen onkologi-schen Arzneimitteln.

Avapritinib ist ein niedermolekularer Hemmstoff, der für eine präferenzielle Bindung an die aktive Konformation von KIT und PDGFRA als Orphan Drug zugelassen wurde zur Therapie von Patienten mit inoperablem oder metastasiertem gastrointestinalem Stromatumor (GIST) und Nachweis einer PDGFRA-D842V-Mutation. Avapritinib ist das erste wirksame Arzneimittel bei GIST-Patienten mit PDGFRA-D842V-Mutation, bei denen die zugelassenen Tyrosinkinase-Inhibitoren nicht wirksam sind (von Mehren et al., 2021). Avapritinib führt bei über 90 Prozent der GIST-Patienten mit PDGFRA-D842V-Mutation zu einer partiellen oder kompletten Remission. Die mediane progressionsfreie Überlebenszeit liegt bei 24 Monaten (Heinrich et al., 2020).

Tabelle 1.17: Top 20 der onkologischen Arzneimittel mit den höchsten Kosten pro Empfänger im Jahr 2021

Rang	ATC-Kode	Wirkstoff	Kosten pro Empfänger in Euro
1	L01EX18	Avapritinib	327.209
2	L01FX06	Dinutuximab beta	146.495
3	L01EX10	Midostaurin	124.162
4	L01EX13	Gilteritinib	108.279
5	L01FX15	Belantamab mafodotin	84.615
6	L01EN02	Pemigatinib	65.991
7	L01FX07	Blinatumomab	65.523
8	L01EX22	Selpercatinib	64.225
9	L01FX09	Mogamulizumab	62.004
10	L01FB01	Inotuzumab ozogamicin	61.815
11	L01FC01	Daratumumab	61.331
12	L01XX67	Tagraxofusp	58.743
13	L01ED03	Alectinib	54.682
14	L01EB04	Osimertinib	53.558
15	L01FX05	Brentuximab vedotin	50.100
16	L01FF02	Pembrolizumab	48.553
17	L01FX14	Polatuzumab vedotin	47.903
18	L01EL01	Ibrutinib	47.193
19	L01FC02	Isatuximab	46.812
20	L01EE02	Cobimetinib	46.291

Quelle: BARMER-Daten 2021; BARMER-Versicherte 2021 (N = 8.808.868)

Umsatzstärkste onkologische Arzneimittel

Tabelle 2.18 zeigt die 20 onkologischen Arzneimittel mit den höchsten Gesamtkosten für die Behandlung von Versicherten der BARMER im Jahr 2021. Pembrolizumab besetzt erneut die Spitzenposition, was vor allem auf die deutliche Indikationsausweitung zurückzuführen ist. Zunächst war Pembrolizumab nur für die Monotherapie des fortgeschrittenen Melanoms zugelassen. Es folgte die Zulassung zur Erstlinienbehandlung des metastasierenden nichtkleinzelligen Lungenkarzinoms, das spezifische Kriterien erfüllt. Aber auch beim Hodgkin-Lymphom nach Versagen einer autologen Stammzelltransplantation und beim metastasierten Urothelkarzinom nach vorheriger Chemotherapie kann das Arzneimittel nun eingesetzt werden (Frederickson et al., 2019; Keeping et al., 2018).

Tabelle 1.18: Top 20 der umsatzstärksten onkologischen Arzneimittel bei BARMER-Versicherten im Jahr 2021

Rang	ATC-Kode	Wirkstoff	Kosten im Jahr 2021 in Euro		Anzahl behandelter Versicherter	Veränderung der Kosten in Prozent im Vergleich von 2020 zu 2021	
			gesamt	pro behandelten Versicherten		gesamt	pro behandelten Versicherten
1	L01FF02	Pembrolizumab	157.300.507	48.553	3.240	28,9	4,0
2	L01FC01	Daratumumab	75.523.649	61.331	1.231	37,5	−2,7
3	L01FG01	Bevacizumab	70.289.419	21.481	3.272	−3,1	−6,7
4	L01FF01	Nivolumab	66.903.866	35.221	1.900	1,5	−2,9
5	L01EL01	Ibrutinib	60.581.695	47.193	1.284	2,8	1,7
6	L01FD01	Trastuzumab	58.464.611	18.110	3.228	−6,1	−1,5
7	L02BB04	Enzalutamid	55.615.043	24.443	2.275	18,9	−0,8
8	L02BX03	Abirateron	54.753.772	27.224	2.011	−1,6	1,0
9	L01EF01	Palbociclib	51.950.152	20.604	2.521	8,0	3,1
10	L01EJ01	Ruxolitinib	50.163.674	33.631	1.492	8,9	−1,2
11	L01FD02	Pertuzumab	42.613.107	22.682	1.879	−7,6	0,0
12	L01FA01	Rituximab	35.740.347	8.566	4.172	−10,1	−4,1
13	L01FF05	Atezolizumab	32.004.283	28.989	1.104	30,3	−1,9
14	L01EB04	Osimertinib	28.542.312	53.558	533	16,6	1,9
15	L01XK01	Olaparib	25.955.494	37.710	688	18,8	−6,1
16	L01FD03	Trastuzumab emtansin	25.406.001	37.228	682	8,9	−6,8

Rang	ATC-Kode	Wirkstoff	Kosten im Jahr 2021 in Euro		Anzahl behandelter Versicherter	Veränderung der Kosten in Prozent im Vergleich von 2020 zu 2021	
			gesamt	pro behandelten Versicherten		gesamt	pro behandelten Versicherten
17	L02AE02	Leuprorelin	23.144.335	1.456	15.901	5,0	2,8
18	L01XX52	Venetoclax	22.294.538	27.162	821	77,5	2,8
19	L01EX09	Nintedanib	21.042.394	20.581	1.022	42,4	7,6
20	L01CD01	Paclitaxel	20.191.814	2.778	7.269	−8,3	−9,3

Quelle: BARMER-Daten 2021; BARMER-Versicherte 2020 (N = 8.957.232), 2021 (N = 8.808.868)

Top 20 der Onkologika mit der höchsten absoluten Kostensteigerung

Bei Betrachtung der absoluten Steigerung der Ausgaben pro Arzneimittel im Jahresvergleich führt Pembrolizumab 2021, wie bereits 2020, 2019 und 2018, die Rangliste mit einer Ausgabensteigerung von 35,2 Millionen Euro 2021 (2020: 32,4 Millionen Euro) an. Neben Pembrolizumab weisen zwei weitere Arzneimittel Ausgabenanstiege für BARMER-Versicherte von mehr als zehn Millionen Euro im Jahresvergleich auf: Daratumumab und Apalutamid.

Pembrolizumab ist ein PD-1-Rezeptorantikörper, der nach der Erstzulassung als Monotherapie für das fortgeschrittene Melanom 2015 für zahlreiche weitere onkologische Indikationen zugelassen wurde. Allein seit Dezember 2018 erfolgten vier Indikationserweiterungen (Trullas et al., 2021).

Daratumumab ist ein humaner CD38-Antikörper – der erste, der 2016 als Orphan Drug für die Monotherapie von Patienten mit rezidiviertem und refraktärem multiplem Myelom zugelassen wurde. Die Ausgabensteigerungen sind auf konsekutive Zulassungen für weitere Indikationen zurückzuführen (Landgren et al., 2021; Markovic et al., 2021).

Apalutamid ist wie Enzalutamid ein Androgenrezeptorantagonist für die Behandlung erwachsener Männer mit nichtmetastasiertem, kastrationsresistentem Prostatakarzinom mit einem hohen Risiko für die Entwicklung von Metastasen. Zugelassen am 14. Januar 2019 erfolgte die Markteinführung in Deutschland im Februar 2019. In der SPARTAN-Studie (1.207 Männer mit nichtmetastasiertem, kastrationsresistentem Prostatakarzinom und einer prostataspezifischen Antigenverdopplungszeit von zehn Monaten oder weniger) betrug das mediane metastasenfreie Überleben in der Apaluta-mid-Gruppe 40,5 Monate im Vergleich zu 16,2 Monaten in der Placebogruppe (Smith et al., 2018). Die frühe Nutzenbewertung durch den G-BA attestierte Apalutamid im Vergleich zur bestehenden konventionellen Androgendeprivation einen Hinweis auf einen geringen Zusatznutzen.

Tabelle 1.19: Top 20 der Onkologika mit der höchsten absoluten Kostensteigerung bei BARMER-Versicherten im Jahr 2021

| Rang | ATC-Kode | Wirkstoff | Kosten | | | | Kosten je Empfänger | | | |
| | | | in Euro | | Veränderung 2020–2021 | | in Euro | | Veränderung 2020–2021 | |
			2020	2021	absolut Euro	in Pro-zent	2020	2021	absolut Euro	in Pro-zent
1	L01FF02	Pembrolizumab	122.077.458	157.300.507	35.223.049	28,9	46.698	48.553	1.855	4,0
2	L01FC01	Daratumumab	54.908.001	75.523.649	20.615.649	37,5	63.042	61.331	−1.711	−2,7
3	L02BB05	Apalutamid	9.435.781	20.023.069	10.587.288	112,2	19.274	20.341	1.066	5,5
4	L01XX52	Venetoclax	12.561.822	22.294.538	9.732.716	77,5	26.423	27.162	738	2,8
5	L02BB04	Enzalutamid	46.785.816	55.615.043	8.829.227	18,9	24.639	24.443	−195	−0,8
6	L01FF05	Atezolizumab	24.569.290	32.004.283	7.434.993	30,3	29.547	28.989	−559	−1,9
7	L01EL02	Acalabrutinib	102.841	6.875.170	6.772.329	6.585,2	11.427	46.283	34.856	305,0
8	L01EX09	Nintedanib	14.773.180	21.042.394	6.269.214	42,4	19.120	20.581	1.461	7,6
9	L01EJ01	Ruxolitinib	46.044.155	50.163.674	4.119.519	8,9	34.045	33.631	−414	−1,2
10	L01XK01	Olaparib	21.852.966	25.955.494	4.102.528	18,8	40.167	37.710	−2.457	−6,1
11	L01EB04	Osimertinib	24.486.932	28.542.312	4.055.379	16,6	52.544	53.558	1.014	1,9
12	L01EF01	Palbociclib	48.085.980	51.950.152	3.864.172	8,0	19.990	20.604	614	3,1
13	L01FF03	Durvalumab	8.786.648	12.472.583	3.685.935	41,9	32.945	36.557	3.613	11,0
14	L01FF04	Avelumab	3.301.844	6.442.928	3.141.084	95,1	46.364	37.421	−8.943	−19,3
15	L01EF03	Abemaciclib	4.896.586	7.884.878	2.988.291	61,0	15.065	15.628	563	3,7
16	L01FX04	Ipilimumab	10.874.399	13.829.016	2.954.616	27,2	39.014	34.141	−4.873	−12,5
17	L01FX15	Belantamab mafodotin	546.683	3.244.824	2.698.142	493,5	32.909	84.615	51.706	157,1
18	L01EK01	Axitinib	4.567.286	7.005.216	2.437.930	53,4	16.991	18.507	1.516	8,9
19	L01FD03	Trastuzumab emtansin	23.335.869	25.406.001	2.070.132	8,9	39.943	37.228	−2.714	−6,8
20	L01EC03	Encorafenib	4.456.682	6.352.760	1.896.078	42,5	36.086	33.612	−2.475	−6,9

Quelle: BARMER-Daten 2021; BARMER-Versicherte 2020 (N = 8.957.232), 2021 (N = 8.808.868)

Zusammenfassende Bewertung

Die bekannten und in den vorherigen Reporten detailliert beschriebenen Trends setzen sich unverändert fort. Der Markteintritt als Orphan Drug ist als wichtige Strategie etabliert. Die Europäische Kommission hat 2021 die Entwicklung von Orphan Drugs mit 12.187.155 Euro unterstützt (EMA, 2022). Für insgesamt 251 Arzneimittel wurde 2021 eine Zulassung als Orphan Drug bei der europäischen Zulassungsbehörde (EMA) beantragt (EMA, 2022).

Wie durch eine gut gemeinte, aber nicht ausreichend gut gemachte Gesetzgebung die Gewinnoptimierung pharmazeutischer Hersteller durch Orphan Drugs möglich wurde, beschreiben Marselis und Hordijk im British Medical Journal (Marselis & Hordijk, 2020). Die Diskussion einer Weiterentwicklung der gesetzlichen Regelungen zu Orphan Drugs ist notwendig (Sarpatwari & Kesselheim, 2019). Dass in Deutschland mit die höchsten Preise für Onkologika gezahlt werden, hat sich nicht geändert und ist in früheren Arzneimittelreporten ausführlich dargestellt und diskutiert worden. Eine 2020 im Journal JAMA erschienene Analyse zeigt, dass pharmazeutische Unternehmen eine deutlich höhere Profitabilität haben als alle anderen Industriezweige (Cutler, 2020; Ledley et al., 2020).

Die Diskussion über eine adäquate Preisfindung für Arzneimittelinnovationen ist notwendig, insbesondere da die Preise onkologischer Arzneimittel nicht mit dem nachgewiesenen klinischen Nutzen korrelieren (Vokinger et al., 2020). Ansätze für eine adäquate Preisfindung wurden vorgestellt (Khullar et al., 2020). Grundlage dafür muss die Bewertung des Zusatznutzens auch von Orphan Drugs sein, die einzuführen ist.

Kapitel 2

Arzneimitteltherapie 2025. Sicher. Digital.

2 Arzneimitteltherapie 2025. Sicher. Digital.

2.1 Digitalisierung in der Medizin: zwischen Goldgräberstimmung und Resignation

Digitalisierung ist aus dem täglichen Leben nicht mehr wegzudenken. Bestellen im Internet, Kommunizieren per E-Mail oder WhatsApp, Autofahren nach Navigationssystem – gerne auf Basis von Echtzeitverkehrsdaten – und das Smartphone als ständiger Begleiter insbesondere, aber nicht nur der jüngeren Menschen in Deutschland. Wir alle erleben Digitalisierung als Erleichterung von Prozessen, aber auch als Sprunginnovation, die schon lange gewünschte, bisher aber nicht mögliche Services durch digitale Unterstützung realisiert. Insofern ist es nicht überraschend, dass von der Digitalisierung medizinischer Prozesse eine Verbesserung von Qualität, Sicherheit und Effizienz der medizinischen Versorgung im Vergleich zur aktuellen Routineversorgung erwartet wird.

Die Expertenkommission Forschung und Innovation (EFI) leistet wissenschaftliche Politikberatung für die Bundesregierung und spricht in ihrem Jahresgutachten 2022 zu Forschung, Innovation und technologischer Leistungsfähigkeit Deutschlands von „Digitaler Transformation im Gesundheitswesen" (EFI, 2022). Es werden „große Innovations- und Wertschöpfungspotenziale" attestiert, aber es wird auch festgestellt, dass Deutschland bei der Digitalisierung des Gesundheitswesens weit hinter anderen Ländern zurückliegt. Das Fehlen einer Gesamtstrategie zur Digitalisierung im Gesundheitswesen wird bemängelt, wie auch eine noch zu geringe Akzeptanz bei Leistungserbringern, Patientinnen und Patienten. Krankenkassen sollten – so das Gutachten – „anhand nützlicher Anwendungen wie der elektronischen Speicherung des Medikationsplans den Versicherten den Mehrwert der Nutzung der elektronischen Patientenakte (ePA) für eine bessere Versorgung aufzeigen" (EFI, 2022, S. 99). Aber ist die elektronische Speicherung eines Medikationsplans in der ePA bereits ein patientenrelevanter Zusatznutzen?

Im November 2018 hat die Bertelsmann Stiftung in ihrem Gesundheitssystem-Vergleich mit dem Fokus Digitalisierung ein internationales Benchmarking mit dem Digital-Health-Index durchgeführt. Deutschland nahm dabei Rangposition 16, den vorletzten Platz unter 17 untersuchten Ländern, ein (Thiel et al., 2018). Auch der Sachverständigenrat für die Entwicklung im Gesundheitswesen sieht in seinem Gutachten 2021 Deutschland bei der Digitalisierung im Gesundheitswesen weit hinter anderen Ländern zurück (SVR, 2021). Das Gutachten sieht im Hinblick auf Fehlerfreiheit und Effizienz der Versorgung, flächendeckende Implementierung des medizinischen Fortschritts und hier insbesondere bei der Verarbeitung von Informationen und der sektorenübergreifenden Kommunikation dringenden Bedarf an strukturellen und organisatorischen, informationstechnischen und rechtlichen Verbesserungen. Denn Digitalisierung könne – so das Gutachten – die Gesundheitsversorgung durch ein sektorenübergreifendes und zeitnahes Vorliegen von Behandlungsinformationen verbessern und die Patientensicherheit erhöhen.

Fragt man Ärzte, so erleben diese die ersten Konkretisierungen von Digitalisierung der Behandlungsprozesse in ihrem Arbeitsalltag häufig als praxisuntauglich und effizienzmindernd, statt als arbeitserleichternd und qualitätsunterstützend. In dem Praxisbarometer Digitalisierung 2021 der kassenärztlichen Bundesvereinigung attestieren die befragten Ärzte digitalen Anwendungen erhebliche Defizite der Praxistauglichkeit (Albrecht et al., 2022). Im Vergleich zu 2020 erwarten heute weniger Praxen einen positiven Effekt von der Digitalisierung.

Patienten erleben Digitalisierung meist noch gar nicht. Entweder weil digitale Angebote für sie als Teil des Behandlungsprozesses noch nicht verfügbar sind oder weil verfügbare digitale Angebote nicht nachgefragt werden, da sie aus Patientenperspektive nicht überzeugend nutzenstiftend sind. Die elektronische Patientenakte „ePA" ist dafür ein gutes Beispiel. Bis heute (Stand: 23. Juni 2022) haben sich nur 494.260 der rund 73 Millionen gesetzlich Krankenversicherten für die Nutzung der elektronischen Patientenakte entschieden, wobei der Umfang der tatsächlichen Nutzung der ePA durch diese „Early Adopter" unbekannt ist (gematik, 2022).

Digitalisierung kann – so das SVR-Gutachten 2021 – die Gesundheitsversorgung durch ein sektorenübergreifendes und zeitnahes Vorliegen von Behandlungsinformationen verbessern und die Patientensicherheit erhöhen.

Patienten erleben Digitalisierung meist noch nicht. Die ePA nutzen erst 494.260 gesetzlich Krankenversicherte (Stand: 6/2022).

Visionen digitaler Gesundheitsversorgung sind häufig von aktuellen Versorgungsprozessen und Versorgungsdefiziten entkoppelt.

In den Medien und in zahlreichen Expertengutachten werden währenddessen Visionen einer digitalen, durch Nutzung künstlicher Intelligenz revolutionierten Gesundheitsversorgung entwickelt, die häufig von den aktuellen Versorgungsprozessen und Versorgungsdefiziten vollständig entkoppelt sind. Gleichzeitig werden bereits angekündigte und zum Teil gesetzlich terminierte Digitalisierungsschritte verschoben, um optimiert, grundsätzlich überarbeitet oder gänzlich verworfen zu werden. Das elektronische Rezept ist hier ein aktuelles Beispiel.

Das elektronische Rezept ist aber nicht nur ein aktuelles, sondern auch ein wichtiges Beispiel für die Probleme der Digitalisierung im Gesundheitswesen, weil es mit der Arzneimitteltherapie die nach dem ärztlichen Gespräch häufigste Behandlungsmethode betrifft – eine Behandlungsmodalität, die mit hohen Risiken bei Fehlanwendung verbunden sein kann und für die bereits in wissenschaftlichen Studien gezeigt worden ist, dass Qualität und Arzneimitteltherapiesicherheit durch digitale Unterstützung verbessert werden können (Grandt et al., 2018; Bates & Singh, 2018; Bates & Gawande, 2003). Es ist kein Zufall, dass die digitale Unterstützung von Arzneimitteltherapie zu einem der ersten Themen der Digitalisierung von Versorgungsprozessen gehört. Digital unterstützte Arzneimitteltherapie ist auch das Schwerpunktthema des vorliegenden Arzneimittelreports der BARMER.

2.2 Inhalt und Zielsetzung des Schwerpunktteils des Arzneimittelreports 2022 der BARMER

Braucht es ein weiteres Gutachten zur Digitalisierung in der Medizin? Der Sachverständigenrat zur Begutachtung der Entwicklung im Gesundheitswesen (SVR) hat im März 2021 sein Gutachten mit dem Titel „Digitalisierung für Gesundheit" dem BMG übergeben; die Expertenkommission Forschung und Innovation (EFI) hat dies zum Thema gemacht, die Bertelsmann Stiftung hat analysiert, und zahlreiche Gremien und Beratungsfirmen haben Empfehlungen veröffentlicht.

Der vorliegende Arzneimittelreport steht nicht in Konkurrenz zu diesen Gutachten, vielmehr fokussiert er sich auf den Bereich der Arzneimitteltherapie und ergänzt dabei die vorliegenden Gutachten um zwei wichtige Elemente:

Erstens wird die Komplexität der Arzneimitteltherapie, die es digital abzubilden und zu unterstützen gilt, anhand von Routinedaten der BARMER-Versicherten ermittelt. Während gut untersucht und bekannt ist, wie die Arzneimitteltherapie von Patienten zu einem definierten Zeitpunkt aussieht, fehlen Daten, die über eine Momentaufnahme hinausgehen. Die Kenntnis nicht nur der gesamten aktuellen, sondern auch der früheren Arzneimitteltherapie eines Patienten ist für den Arzt Voraussetzung, um eine dem Stand der medizinischen Erkenntnis entsprechende und für den Patienten adäquate Therapie festlegen zu können. Die ärztliche Sorgfaltspflicht beinhaltet die Pflicht, diese Informationen zu erheben, die daher natürlich auch digital erfasst und zugänglich gemacht werden sollten. Im vorliegenden Arzneimittelreport wird die Arzneimitteltherapie BARMER-Versicherter über einen Zeitraum von zehn Jahren analysiert, um Anforderungen an die digitale Abbildung und Unterstützung des Arzneimitteltherapieprozesses abzuleiten.

Zweitens werden Erfahrungen und Konzepte von drei vom Gemeinsamen Bundesausschuss (G-BA) im Rahmen des Innovationsfonds geförderten Projekten zu Neuen Versorgungsformen mit dem Fokus digitaler Unterstützung der Arzneimitteltherapie und Arzneimitteltherapiesicherheit berichtet und gelernte Anforderungen an und Voraussetzungen für Zusatznutzen stiftende Digitalisierung diskutiert. Die BARMER ist Konsortialführer der Innovationsfonds-Projekte AdAM, TOP und eRIKA, welche die heutige Routineversorgung digital unterstützt weiterentwickeln sollen. Die in diesen Projekten gewonnenen Erfahrungen aber sind Erfahrungen, die alle Projektpartner gemeinsam erarbeitet haben. Neben niedergelassenen Hausärzten und kassenärztlichen Vereinigungen, wie zum Beispiel der KV Westfalen-Lippe, haben medizinisch-wissenschaftliche Fachgesellschaften, koordiniert durch die Deutsche Gesellschaft für Innere Medizin, Krankenhäuser aller Versorgungsstufen in sechs Bundesländern, das Deutsche Krankenhausinstitut, der Bundesverband Deutscher Krankenhausapotheker (ADKA), Apotheker und Apothekerkammern, aber auch Patientenvertreter, wie die BAGSO und BAG-Selbsthilfe,

Innovationsprojekte der BARMER entwickeln die Routineversorgung digital unterstützt weiter.

beigetragen. Mit der AOK Nordost ist zudem eine weitere Krankenkasse als Konsortialpartner vertreten. Nicht zuletzt arbeiten die gematik und das Bundesinstitut für Arzneimittel und Medizinprodukte (BfArM) im Projektbeirat des Projekts eRIKA mit, und Erkenntnisse werden mit ihnen und mit dem Bundesministerium für Gesundheit diskutiert. Aufsetzend auf den Festlegungen der gematik und unter Nutzung verfügbarer Komponenten und Standards werden neue, digital unterstützte Versorgungsprozesse erprobt. Digital unterstützte Arzneimitteltherapie soll dabei für Patienten und Leistungserbringer praxistauglich, effizienzsteigernd und akzeptanzfähig sein und – als wichtigstes Ziel – patientenrelevanten Zusatznutzen und Verbesserung der Arzneimitteltherapiesicherheit erreichen.

Die erfolgreiche Einführung Zusatznutzen stiftender digital unterstützter Versorgungsformen ist ein iterativer Prozess, der von Rückkoppelung und Adjustierung profitiert. Hierzu soll der vorliegende Report einen Beitrag leisten.

Patientenrelevanter Zusatznutzen, AMTS und Praxistauglichkeit sind Ziel und entscheidende Beurteilungskriterien für digitale Versorgungsangebote.

2.3 Komplexität der Arzneimitteltherapie über zehn Lebensjahre

2.3.1 Gegenstand der Analysen

Analysiert wurde die Arzneitherapie von Versicherten ab 40 Jahren über einen zurückliegenden Zeitraum von 10 Jahren.

Anhand von Routinedaten von zehn Jahre durchgängig bei der BARMER Versicherten wurde die Arzneimitteltherapie innerhalb einer Lebensdekade analysiert. Es werden die Häufigkeit einer Arzneimitteltherapie, die Anzahl eingesetzter Wirkstoffe und die Anzahl verordnender beziehungsweise behandelnder (Fach-)Ärzte nach Zehn-Jahres-Altersgruppen und Geschlecht dargestellt. Darüber hinaus wird gezeigt, wie viele verschiedene Praxen in der Lebensdekade aufgesucht werden und ob und wie häufig eine vollstationäre Krankenhausbehandlung erfolgte. Die Anzahl der dokumentierten Diagnosen zusammengefasst zu Krankheitsgruppen entsprechend dem ICD-10-Kode wird ebenfalls dargestellt. In die Auswertungen wurden Versicherte einbezogen, die im Jahr 2020, dem Ende der ab 2011 betrachteten Lebensdekade, mindestens 40 Jahre alt wurden. Die Altersangaben beziehen sich auf das Jahr 2020 und damit das letzte Jahr der betrachteten Lebensdekade. Eine detaillierte Darstellung der Datengrundlage und Methodik findet sich im Anhang des Arzneimittelreports.

2.3.2 Ergebnisse der Analysen

2.3.2.1 Studienpopulation

Insgesamt 4.480.720 BARMER-Versicherte waren im Jahr 2020 40 Jahre und älter und seit mindestens zehn Jahren durchgängig bei der BARMER versichert. Diese Versicherten stellen die Grundgesamtheit für die Analysen dar. Hiervon waren 2.824.480 Versicherte Frauen (63 Prozent) und 1.656.240 Versicherte Männer (37 Prozent). Die Altersgruppen 40 bis 49 und 80 bis 89 Jahre machen jeweils etwa 15 Prozent der Studienpopulation aus, die Altersgruppen dazwischen 20 bis 24 Prozent. Die 90 Jahre und älteren Versicherten sind erwartungsgemäß die kleinste Gruppe mit nur rund zwei Prozent.

Der Auswertung liegen die Daten von 4.480.720 BARMER-Versicherten zugrunde.

2.3.2.2 Anzahl von Diagnosen innerhalb von zehn Jahren

Morbidität ist eine zentrale Determinante der Inanspruchnahme von Behandlung und der Verordnung von Arzneimitteltherapie. Es wurde daher untersucht, wie viele verschiedene Diagnosen – als Surrogatparameter für akute oder chronische Erkrankungen und für den Behandlungsbedarf – bei den Versicherten in der Lebensdekade dokumentiert wurden. Um nicht Einzeldiagnosen, sondern Erkrankungen abzubilden, wurden bei der Auswertung die 241 Krankheitsgruppen des ICD-10-Kodes verwendet (DIMDI, 2021). Hier sind dreistellige ICD-Kodes zu sinnvollen Gruppen zusammengefasst, beispielsweise ICD E10–E14 zu „Diabetes mellitus". Die Zahlen geben damit an, aus wie vielen der 241 Krankheitsgruppen des ICD-10-Kodes bei einem Patienten Erkrankungen kodiert worden sind, und nicht die Anzahl aller kodierten Diagnosen, die deutlich höher sein kann. Auch wurden bei ambulanter Behandlung nur als „gesichert" klassifizierte Diagnosen berücksichtigt. Bei stationärer Behandlung wurden Haupt- und Nebendiagnosen einbezogen.

Der Arzt muss für arzneitherapeutische Entscheidungen die Erkrankungen (Diagnosen) des Patienten kennen.

Im Mittel wurden bei einem Versicherten in einer Lebensdekade Diagnosen aus 37 Diagnosegruppen dokumentiert. Bei den Frauen wurden im Durchschnitt sieben Diagnosegruppen mehr als bei den Männern kodiert. Mit dem Alter war ein deutlicher Anstieg von im Mittel 30 erfassten Diagnosegruppen in der jüngsten Altersgruppe auf 50 in der ältesten Altersgruppe zu beobachten. Bei Männern in den jüngeren Altersgruppen wurden deutlich weniger Diagnosegruppen dokumentiert als bei Frauen, mit zunehmendem Lebensalter glich sich die Anzahl an.

Im Durchschnitt wurden bei einem Patienten innerhalb von 10 Jahren Diagnosen aus 37 verschiedenen Erkrankungsgruppen gestellt.

Tabelle 2.1: Mittlere Anzahl verschiedener Diagnosegruppen in der Lebensdekade 2011 bis 2020

Alter in Jahren	mittlere Anzahl verschiedener Diagnosegruppen in 10 Jahren		
	gesamt	Männer	Frauen
40–49	30,2	23,8	34,8
50–59	32,1	27,1	35,2
60–69	35,8	32,4	37,8
70–79	41,3	39,0	42,6
80–89	47,7	46,1	48,6
90+	50,3	49,9	50,5
gesamt	37,2	32,9	39,7

Quelle: BARMER-Daten 2021; Durchgängig 2011 bis 2020 BARMER-Versicherte, 40 Jahre und älter in 2020; gesamt n = 4.480.720, Männer n = 1.656.240, Frauen n = 2.824.480

Bei 10 % der Versicherten ab 80 Jahren wurden innerhalb der vorhergehenden 10 Jahre Diagnosen aus 70 und mehr Erkrankungsgruppen gestellt.

Die Perzentilenbetrachtung zeigt eine deutliche Spreizung der Anzahl kodierter Diagnosen. Im Median waren bei den Versicherten 36 Diagnosegruppen kodiert, beim untersten Zehntel der Versicherten bis zu 16 Diagnosegruppen und beim obersten Zehntel 60 und mehr Diagnosegruppen. Berücksichtigt man noch das Alter, findet man bei Patienten ab 80 Jahren in der obersten Perzentile Diagnosen aus 70 und mehr Diagnosegruppen innerhalb der vorhergehenden Lebensdekade. Selbst bei Versicherten der ersten Perzentile, das heißt dem einen Prozent der Patienten mit der geringsten Anzahl von kodierten Diagnosen, wurden innerhalb einer Dekade Diagnosen aus bis zu sieben bis elf Erkrankungsgruppen gestellt.

Diagnosen, das heißt aktuelle, aber auch frühere Erkrankungen, sind wichtig für Entscheidungen zur Arzneimitteltherapie. Eine strukturierte Übersicht über alle Diagnosen eines Patienten muss Bestandteil der digitalen Unterstützung der Arzneimitteltherapie sein. Die optionale Angabe von Behandlungsgründen für verordnete Arzneimittel auf dem Medikationsplan ist unzureichend, insbesondere da auch nicht medikamentös behandelte Erkrankungen als Kontraindikation für bestimmte Arzneimittel relevant sein können.

Tabelle 2.2: Perzentile der Anzahl verschiedener Diagnosegruppen in der Lebensdekade 2011 bis 2020

Alter in Jahren	Geschlecht	Perzentile verschiedener Diagnosegruppen in 10 Jahren										
		1	10	20	30	40	Median	60	70	80	90	99
40–49	Männer	1	9	13	16	20	23	26	29	34	40	58
	Frauen	5	17	23	27	31	34	38	42	46	53	71
	gesamt	2	12	18	22	25	29	33	37	42	49	68
50–59	Männer	1	10	15	19	22	26	29	33	38	45	64
	Frauen	3	16	22	27	31	35	38	42	47	55	73
	gesamt	2	13	19	23	27	31	35	39	45	52	71
60–69	Männer	1	13	19	24	28	32	36	40	45	53	72
	Frauen	3	17	24	29	33	37	41	46	51	59	77
	gesamt	2	15	22	27	31	35	39	44	49	57	75
70–79	Männer	3	18	25	30	34	38	43	47	53	61	80
	Frauen	3	20	28	33	38	42	47	52	57	65	84
	gesamt	3	20	27	32	37	41	45	50	56	64	82
80–89	Männer	8	25	32	37	42	46	50	55	60	68	85
	Frauen	7	26	34	39	44	49	53	58	63	71	88
	gesamt	7	26	33	39	43	48	52	57	62	70	88
90+	Männer	10	29	36	41	46	50	54	59	64	71	87
	Frauen	12	29	37	42	46	51	55	59	65	72	88
	gesamt	11	29	36	42	46	50	55	59	64	71	88
gesamt	Männer	2	12	18	23	27	31	36	41	47	56	77
	Frauen	4	19	25	30	35	39	43	48	54	62	81
	gesamt	3	16	22	27	32	36	41	46	52	60	80

Quelle: BARMER-Daten 2021; Durchgängig 2011 bis 2020 BARMER-Versicherte, 40 Jahre und älter in 2020; gesamt n = 4.480.720, Männer n = 1.656.240, Frauen n = 2.824.480

2.3.2.3 Anzahl behandelnder Arztpraxen innerhalb von zehn Jahren

In einem weiteren Schritt wurde untersucht, in wie vielen verschiedenen Arztpraxen Versicherte innerhalb der Lebensdekade behandelt worden sind. Hierbei wurden alle Arztpraxen erfasst, unabhängig davon, ob Arzneimittel verordnet worden sind oder nicht. Da Patienten innerhalb einer Praxis durch verschiedene Ärzte behandelt worden sein können, kann die Anzahl behandelnder Ärzte höher sein als die dargestellte Anzahl aufgesuchter Praxen.

Tabelle 2.3: Mittlere Anzahl verschiedener an der Behandlung beteiligter Arztpraxen in der Lebensdekade 2011 bis 2020

Alter in Jahren	mittlere Anzahl an der Behandlung beteiligter Praxen in 10 Jahren		
	gesamt	Männer	Frauen
40–49	18,1	13,8	21,1
50–59	19,6	14,6	22,7
60–69	21,1	16,3	23,9
70–79	22,0	18,5	23,9
80–89	21,5	20,3	22,2
90+	18,9	19,4	18,7
gesamt	20,5	16,5	22,8

Quelle: BARMER-Daten 2021; Durchgängig 2011 bis 2020 BARMER-Versicherte, 40 Jahre und älter in 2020; n = 4.480.720

Im Durchschnitt werden Patienten innerhalb von 10 Jahren durch Ärzte aus 21 Praxen behandelt.

Im Mittel suchten die Versicherten in einer Lebensdekade knapp 21 verschiedene Arztpraxen auf. Frauen suchten im Mittel sechs Praxen mehr auf als Männer. Der Unterschied nahm jedoch mit steigendem Lebensalter ab und kehrte sich in der höchsten Altersgruppe sogar um.

Es fällt auf, dass bereits bei den 40- bis 49-Jährigen im Durchschnitt 18 Arztpraxen an der Behandlung beteiligt waren, wobei Frauen mit 21 Praxen im Vergleich zu Männern mit 14 Praxen eine höhere Inanspruchnahme zeigten. Die altersabhängige Steigerung der Anzahl an der Behandlung beteiligter Praxen ist daher gering.

Im Median werden Patienten ab 60 Jahren innerhalb von 10 Jahren durch Ärzte aus 20 Praxen behandelt.

Die nachfolgende Tabelle stellt diese Ergebnisse nach Perzentilen dar. Im Median waren 19 Arztpraxen an der Behandlung beteiligt. Das untere Zehntel der Versicherten suchte bis zu acht verschiedene Praxen auf und das obere Zehntel 35 und mehr. Ab einem Lebensalter von 60 Jahren sind im Median Ärzte aus 20 Praxen an der Behandlung eines Patienten innerhalb einer Dekade beteiligt.

Tabelle 2.4: Perzentile der Anzahl verschiedener an der Behandlung beteiligter Arztpraxen in der Lebensdekade 2011 bis 2020

Alter in Jahren	Geschlecht	Perzentile der Anzahl an der Behandlung beteiligter Praxen in 10 Jahren										
		1	10	20	30	40	Median	60	70	80	90	99
40–49	Männer	1	5	7	9	11	12	14	17	20	25	41
	Frauen	3	9	12	15	17	19	22	25	29	35	55
	gesamt	1	6	9	12	14	16	19	22	26	32	52
50–59	Männer	1	5	7	9	11	13	15	18	21	26	41
	Frauen	2	10	13	16	19	21	24	27	31	37	56
	gesamt	1	7	10	13	16	18	21	24	28	34	53
60–69	Männer	1	6	9	11	13	15	17	20	23	28	43
	Frauen	2	10	14	18	20	23	26	29	33	39	57
	gesamt	1	8	11	14	17	20	23	26	30	36	54
70–79	Männer	1	8	11	13	15	18	20	22	26	30	45
	Frauen	2	10	14	18	20	23	26	29	33	38	57
	gesamt	1	9	13	16	18	21	24	27	30	36	54
80–89	Männer	2	9	13	15	17	19	22	24	27	32	46
	Frauen	2	10	13	16	19	21	24	27	30	36	54
	gesamt	2	10	13	16	18	20	23	26	29	35	52
90+	Männer	2	9	12	14	16	18	21	23	26	31	45
	Frauen	3	8	11	13	15	17	20	22	26	31	47
	gesamt	3	8	11	14	16	18	20	23	26	31	46
gesamt	Männer	1	6	9	11	13	15	18	20	23	28	43
	Frauen	2	10	13	16	19	22	24	27	31	37	56
	gesamt	1	8	11	14	17	19	22	25	29	35	53

Quelle: BARMER-Daten 2021; Durchgängig 2011 bis 2020 BARMER-Versicherte, 40 Jahre und älter in 2020; gesamt n = 4.480.720, Männer n = 1.656.240, Frauen n = 2.824.480

1,4 % der Versicherten wurden innerhalb von 10 Jahren von Ärzten aus mehr als 50 verschiedenen Arztpraxen behandelt, 45 % von Ärzten aus mehr als 20 Arztpraxen.

Betrachtet man die kumulativen Häufigkeiten, also den Anteil der Versicherten, der innerhalb einer Lebensdekade mindestens in einer definierten Anzahl von Arztpraxen behandelt worden ist, sieht man, dass nur etwa jeder 200. Versicherte über die betrachtete Lebensdekade ohne ambulante ärztliche Behandlung, Diagnostik und Vorsorge geblieben ist. Auf der anderen Seite hat ein kleiner Teil – 1,4 Prozent der Versicherten – innerhalb von zehn Jahren mehr als 50 verschiedene Arztpraxen zur Behandlung aufgesucht.

Nur etwa jeder 200. Versicherte hat über die betrachtete Lebensdekade keine ambulante ärztliche Behandlung, Diagnostik und Vorsorge.

Tabelle 2.5: Kumulative Häufigkeiten der Anzahl verschiedener an der Behandlung beteiligter Arztpraxen in der Lebensdekade 2011 bis 2020

Alter in Jahren	Geschlecht	Anteil Versicherter mit … an der Behandlung beteiligten Arztpraxen in 10 Jahren in Prozent													
		keiner	mehr als 0	mehr als 5	mehr als 10	mehr als 15	mehr als 20	mehr als 25	mehr als 30	mehr als 35	mehr als 40	mehr als 45	mehr als 50	mehr als 55	mehr als 60
40–49	Männer	0,7	99,3	86,6	60,4	34,9	18,0	8,7	4,1	2,0	1,0	0,5	0,3	0,2	0,1
	Frauen	0,2	99,8	96,7	86,2	66,9	45,7	28,2	16,5	9,4	5,3	3,0	1,7	1,0	0,6
	gesamt	0,4	99,6	92,5	75,5	53,7	34,2	20,2	11,4	6,3	3,5	2,0	1,1	0,7	0,4
50–59	Männer	0,8	99,2	88,2	64,7	39,4	20,9	10,3	4,8	2,3	1,1	0,6	0,3	0,2	0,1
	Frauen	0,4	99,6	96,3	88,1	73,2	53,8	35,1	20,9	11,8	6,5	3,5	1,9	1,1	0,6
	gesamt	0,6	99,4	93,2	79,2	60,3	41,2	25,6	14,8	8,2	4,4	2,4	1,3	0,7	0,4
60–69	Männer	0,8	99,2	91,3	72,6	48,7	27,8	14,2	6,7	3,0	1,4	0,6	0,3	0,2	0,1
	Frauen	0,5	99,5	96,0	88,8	76,5	59,4	40,9	25,4	14,5	8,0	4,2	2,3	1,2	0,7
	gesamt	0,6	99,4	94,3	82,7	66,1	47,5	30,9	18,4	10,2	5,5	2,9	1,5	0,8	0,5
70–79	Männer	0,7	99,3	94,6	81,1	59,7	37,1	20,0	9,8	4,6	2,1	1,0	0,5	0,2	0,1
	Frauen	0,6	99,4	96,2	89,0	76,6	59,2	40,7	25,1	14,3	7,8	4,2	2,2	1,2	0,7
	gesamt	0,6	99,4	95,6	86,2	70,5	51,3	33,4	19,7	10,8	5,7	3,0	1,6	0,9	0,5
80–89	Männer	0,5	99,5	96,8	87,4	68,5	45,0	25,2	12,5	5,8	2,6	1,2	0,5	0,2	0,1
	Frauen	0,5	99,5	96,8	88,0	72,1	52,2	33,4	19,3	10,5	5,5	2,8	1,5	0,8	0,4
	gesamt	0,5	99,5	96,8	87,8	70,9	49,8	30,7	17,0	8,9	4,5	2,3	1,2	0,6	0,3
90+	Männer	0,5	99,5	96,8	86,0	64,8	40,4	21,6	10,1	4,4	2,1	0,9	0,4	0,2	0,1
	Frauen	0,3	99,7	96,1	82,1	59,3	36,6	20,2	10,3	5,1	2,4	1,2	0,6	0,3	0,2
	gesamt	0,4	99,6	96,3	83,1	60,7	37,6	20,6	10,3	4,9	2,3	1,1	0,6	0,3	0,2
gesamt	Männer	0,7	99,3	91,2	72,3	48,9	28,6	14,9	7,2	3,3	1,6	0,7	0,4	0,2	0,1
	Frauen	0,4	99,6	96,3	88,0	73,3	54,4	36,0	21,7	12,2	6,7	3,6	1,9	1,1	0,6
	gesamt	0,5	99,5	94,4	82,2	64,3	44,9	28,2	16,3	8,9	4,8	2,5	1,4	0,7	0,4

Quelle: BARMER-Daten 2021; Durchgängig 2011 bis 2020 BARMER-Versicherte, 40 Jahre und älter in 2020; gesamt n = 4.480.720, Männer n = 1.656.240, Frauen n = 2.824.480

Die Daten zeigen, dass Patienten heute regelhaft nicht nur durch einen Hausarzt, sondern auch durch Fachärzte, die jeweils nur einen Ausschnitt der Erkrankungen des Patienten betrachten, behandelt werden. Die Spezialisierung in der Medizin führt zu einer Fragmentierung, die es für Patient und Hausarzt zunehmend schwierig bis unmöglich macht, notwendige Informationen zusammenzuführen und aktuell zu halten. Vollstän-

digkeit der Informationen ist neben Validität für den Arzt eine notwendige Voraussetzung für Behandlungsentscheidungen. Wie im SVR-Gutachten 2021 ausgeführt (SVR,
2021), sollte dies durch digitale Unterstützung sichergestellt werden. Selbst bei jüngeren
Patienten ist das ambulante Behandlungsgeschehen durch die hohe Zahl involvierter
Arztpraxen bereits komplex.

2.3.2.4 Anzahl Arzneimittel verordnender Arztpraxen innerhalb von zehn Jahren

Für die Beurteilung der Komplexität der Arzneimitteltherapie ist neben der Anzahl insgesamt an der Behandlung beteiligter Praxen wichtig zu wissen, wie viele von ihnen dem
Patienten Arzneimittel verordnen. Es wurde daher untersucht, wie viele verschiedene
Arztpraxen an der Arzneimittelverordnung der Versicherten in der Lebensdekade beteiligt
waren. Gezählt wurde im Folgenden die Anzahl verschiedener Arztpraxen, die in der
betrachteten Lebensdekade dem Patienten mindestens einmal ein Arzneimittel verordneten.

Im Mittel waren bei einem Versicherten sieben Arztpraxen an der Arzneimittelverordnung beteiligt, bei Frauen rund eine Praxis mehr als bei Männern. Im Mittel erhielten
Versicherte damit in jeder dritten von ihnen aufgesuchten Arztpraxis eine Arzneimittelverordnung.

Im Mittel erhielten Patienten Arzneimittelverordnung von 7 Arztpraxen innerhalb von 10 Jahren.

Tabelle 2.6: Mittlere Anzahl verschiedener verordnender Arztpraxen in der Lebensdekade 2011 bis 2020

Alter in Jahren	mittlere Anzahl Arzneimittel verordnende Praxen in 10 Jahren		
	gesamt	Männer	Frauen
40–49	6,1	5,2	6,8
50–59	6,3	5,4	6,9
60–69	6,9	6,1	7,3
70–79	7,7	7,1	8,1
80–89	8,4	8,0	8,6
90+	7,8	7,9	7,7
gesamt	7,0	6,3	7,5

Quelle: BARMER-Daten 2021; Durchgängig 2011 bis 2020 BARMER-Versicherte, 40 Jahre und älter
in 2020; gesamt n = 4.480.720, Männer n = 1.656.240, Frauen n = 2.824.480

Jeder 10. Patient erhielt Arzneimittelverordnungen durch 13 und mehr Arztpraxen innerhalb von 10 Jahren.

Auch hier zeigt die Perzentilenbetrachtung eine erhebliche Spannweite. Bei jedem fünften Versicherten (20,8 Prozent) war eine überschaubare Anzahl von bis zu drei Arztpraxen an der Arzneimittelverordnung beteiligt. Bei circa jedem dritten Versicherten (30,5 Prozent) waren jedoch neun und mehr Praxen an der Verordnung beteiligt, bei rund jedem Zehnten (10,6 Prozent) 13 oder mehr Arztpraxen. Die kumulative Häufigkeit verordnender Arztpraxen zeigt Abbildung 2.1.

Tabelle 2.7: Perzentile der Anzahl verschiedener verordnender Arztpraxen in der Lebensdekade 2011 bis 2020

Alter in Jahren	Geschlecht	Perzentile der Anzahl Arzneimittel verordnender Praxen in 10 Jahren										
		1	10	20	30	40	Median	60	70	80	90	99
40–49	Männer	0	1	2	3	4	5	5	6	8	10	17
	Frauen	0	2	3	4	5	6	7	8	10	12	21
	gesamt	0	2	3	4	4	5	6	7	9	11	20
50–59	Männer	0	2	2	3	4	5	6	7	8	10	17
	Frauen	0	2	3	4	5	6	7	8	10	12	21
	gesamt	0	2	3	4	5	6	7	8	9	12	20
60–69	Männer	0	2	3	4	5	5	6	7	9	11	18
	Frauen	0	2	4	5	6	7	8	9	11	13	21
	gesamt	0	2	3	4	5	6	7	8	10	12	20
70–79	Männer	0	3	4	5	6	6	7	9	10	12	20
	Frauen	0	3	4	5	6	7	8	10	11	14	22
	gesamt	0	3	4	5	6	7	8	9	11	14	22
80–89	Männer	1	3	5	6	7	7	8	10	11	13	20
	Frauen	1	3	5	6	7	8	9	10	12	15	23
	gesamt	1	3	5	6	7	8	9	10	12	14	22
90+	Männer	1	3	5	5	6	7	8	10	11	13	20
	Frauen	1	3	4	5	6	7	8	9	11	13	21
	gesamt	1	3	4	5	6	7	8	9	11	13	20
gesamt	Männer	0	2	3	4	5	6	7	8	9	11	19
	Frauen	0	3	4	5	6	7	8	9	11	13	22
	gesamt	0	2	3	4	5	6	7	9	10	13	21

Quelle: BARMER-Daten 2021; Durchgängig 2011 bis 2020 BARMER-Versicherte, 40 Jahre und älter in 2020; gesamt n = 4.480.720, Männer n = 1.656.240, Frauen n = 2.824.480

Abbildung 2.1: (Kumulative) Häufigkeiten der Anzahl verschiedener verordnender Arztpraxen in der Lebensdekade 2011 bis 2020

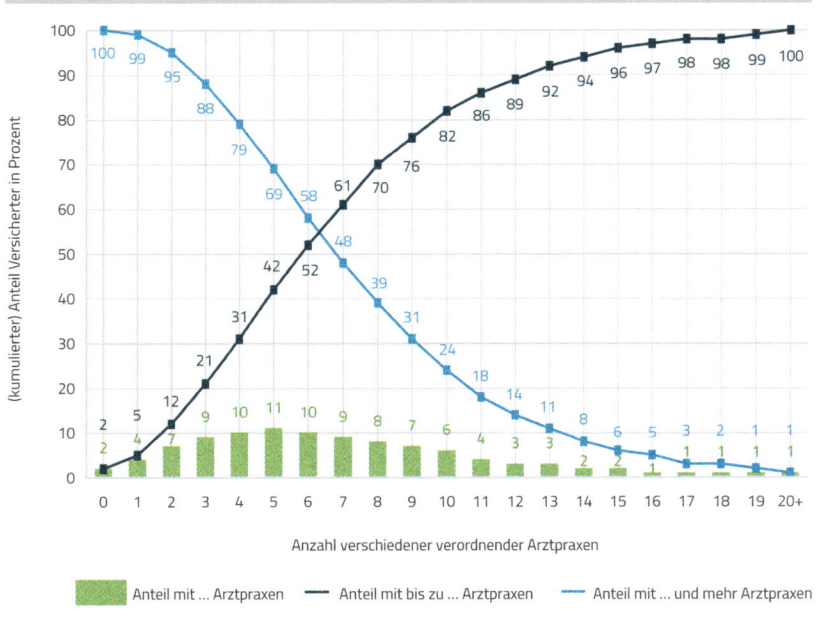

Quelle: BARMER-Daten 2021; Durchgängig 2011 bis 2020 BARMER-Versicherte, 40 Jahre und älter in 2020; gesamt n = 4.480.720

Die Zahlen machen deutlich, dass eine arztübergreifende Dokumentation der Arzneimitteltherapie – der Grundgedanke des bundeseinheitlichen Medikationsplans – eine zwingende Voraussetzung für die Gewährleistung einer sicheren Arzneimitteltherapie ist. Sie zeigen aber auch, dass es unrealistisch ist, davon auszugehen, dass die anfallenden Informationen händisch und auf Papier – sei es in den Arztpraxen, Apotheken oder durch den Patienten selbst – zusammengetragen werden. Eine zentrale elektronische Dokumentation der Arzneimittelverordnungen, auf die alle behandelnden Ärzte Zugriff haben, ist eine unabdingbare Voraussetzung für den bestimmungsgemäßen Gebrauch von Arzneimitteln und Arzneimitteltherapiesicherheit. Jedes verordnete und jedes abgegebene Arzneimittel muss hier ohne Zeitverzug dokumentiert werden.

Eine arztübergreifende Dokumentation der Arzneimitteltherapie ist zwingende Voraussetzung für AMTS.

2.3.2.5 Anzahl von Arztkontakten mit Arzneimittelverordnung innerhalb von zehn Jahren

Es wurde untersucht, wie viele Arztbesuche mit Arzneimittelverordnung ein Versicherter in einer Lebensdekade hatte. Es wurden dabei nur Arztbesuche erfasst, bei denen eine Arzneimittelverordnung ausgestellt wurde, die später in einer Apotheke eingelöst wurde. Nicht eingelöste Verordnungen kommen nicht zur Abrechnung und sind damit nicht in den Krankenkassendaten enthalten.

Tabelle 2.8: Mittlere Anzahl Arztbesuche mit Arzneimittelverordnung in der Lebensdekade 2011 bis 2020

Alter in Jahren	mittlere Anzahl Arztbesuche mit Verordnung in 10 Jahren		
	gesamt	Männer	Frauen
40–49	32,6	27,2	36,4
50–59	45,2	39,5	48,7
60–69	64,0	59,8	66,5
70–79	86,9	84,1	88,4
80–89	111,2	106,6	113,5
90+	128,8	119,6	132,0
gesamt	67,5	60,8	71,4

Quelle: BARMER-Daten 2021; Durchgängig 2011 bis 2020 BARMER-Versicherte, 40 Jahre und älter in 2020; gesamt n = 4.480.720, Männer n = 1.656.240, Frauen n = 2.824.480

Im Mittel hatte ein Versicherter 68 Arztkontakte mit Arzneimittelverordnung in 10 Jahren und damit im Durchschnitt 7 pro Jahr.

Im Mittel fanden in einer Lebensdekade 68 Arztbesuche mit Arzneimittelverordnung statt und damit im Durchschnitt sieben pro Jahr. Bei Frauen sind es in zehn Jahren rund elf Arztbesuche mit Verordnung mehr als bei Männern.

Es fällt eine ausgeprägte Altersabhängigkeit der Anzahl von Arztbesuchen mit Arzneimittelverordnung auf: 60- bis 69-Jährige haben doppelt so viele Arztkontakte mit Verordnung eines Arzneimittels innerhalb von zehn Jahren wie 40- bis 49-jährige Versicherte (64 versus 33 Kontakte). 70- bis 79-jährige Versicherte wiederum haben fast doppelt so viele Arztkontakte mit Verordnung innerhalb von zehn Jahren wie 50- bis 59-jährige Versicherte (87 versus 45 Kontakte). Ab 80 Jahren liegt die Anzahl von Arztkontakten mit Verordnung innerhalb von zehn Jahren über 100 mit 111 Kontakten bei den 80- bis 89-Jährigen und 129 bei den über 90-Jährigen und damit im Durchschnitt bei rund einem Arztkontakt mit Verordnung im Monat.

Die ab 80-Jährigen hatten in der Lebensdekade im Durchschnitt etwa einen Arztkontakt mit Verordnung im Monat.

Die große Spannbreite auch innerhalb der Altersgruppen wird deutlich, wenn man nach Perzentilen differenziert. Bereits ohne Differenzierung nach Altersgruppen hat das untere Zehntel bis zu sieben und das obere Zehntel der Versicherten 148 und mehr Arztbesuche mit Verordnung in einer Lebensdekade. Im Median fanden in einer Lebensdekade 52 Arztbesuche mit Arzneimittelverordnung statt.

Tabelle 2.9: Perzentile der Anzahl Arztbesuche mit Arzneimittelverordnung in der Lebensdekade 2011 bis 2020

Alter in Jahren	Geschlecht	Perzentile der Anzahl Arztbesuche mit Verordnung in 10 Jahren										
		1	10	20	30	40	Median	60	70	80	90	99
40–49	Männer	0	2	5	7	11	15	20	29	42	65	176
	Frauen	0	5	9	13	18	24	33	43	56	79	190
	gesamt	0	3	7	10	14	20	27	38	51	74	185
50–59	Männer	0	3	7	12	18	26	36	47	62	90	215
	Frauen	0	6	11	18	27	37	47	58	75	105	233
	gesamt	0	4	9	15	23	33	43	54	70	100	227
60–69	Männer	0	6	15	26	38	48	59	73	92	126	260
	Frauen	0	9	20	33	44	54	66	80	100	135	272
	gesamt	0	8	18	30	42	52	63	78	97	132	268
70–79	Männer	0	16	35	48	59	72	86	103	126	164	293
	Frauen	0	19	38	51	63	76	90	107	131	170	304
	gesamt	0	18	37	50	62	74	89	106	129	168	300
80–89	Männer	1	33	53	67	82	96	112	130	154	192	312
	Frauen	1	37	56	72	87	102	119	138	164	204	334
	gesamt	1	36	55	70	85	100	116	136	161	200	328
90+	Männer	1	42	63	80	96	111	128	146	170	207	320
	Frauen	3	48	70	88	105	121	139	160	187	229	361
	gesamt	2	46	68	86	102	119	136	156	183	224	352
gesamt	Männer	0	5	11	20	32	45	59	76	100	139	270
	Frauen	0	8	18	31	44	56	70	88	113	154	290
	gesamt	0	7	15	27	40	52	66	84	108	148	283

Quelle: BARMER-Daten 2021; Durchgängig 2011 bis 2020 BARMER-Versicherte, 40 Jahre und älter in 2020; gesamt n = 4.480.720, Männer n = 1.656.240, Frauen n = 2.824.480

Die oberen 10% der Versicherten ab 90 Jahren hatten 224 Arztbesuche mit Arzneimittelverordnung während der vorangehenden 10 Jahre.

Vergleicht man die oberen zehn Prozent der Versicherten ab 80 Jahren mit den oberen zehn Prozent der 50- bis 59-Jährigen, stellt man fest, dass sich die Anzahl von Arztbesuchen mit Arzneimittelverordnung in einer Dekade von 100 auf 200 (80- bis 89-jährig) beziehungsweise 224 (≥ 90 Jahre) verdoppelt hat.

Die nachfolgende Darstellung der kumulierten Anteile der Versicherten für die Anzahl von Arztbesuchen mit Arzneimittelverordnung nach Geschlecht verdeutlicht die Altersabhängigkeit und die vermehrte Verordnungshäufigkeit bei Frauen. Insbesondere bei der Altersgruppe 40 bis 59 Jahre ist der Unterschied groß. Während 40 Prozent der Männer 30 und mehr Arztbesuche mit Verordnung haben, sind es bei den gleichaltrigen Frauen hingegen 52 Prozent.

Abbildung 2.2: Kumulative Häufigkeiten der Anzahl Arztbesuche mit Arzneimittelverordnung in der Lebensdekade 2011 bis 2020

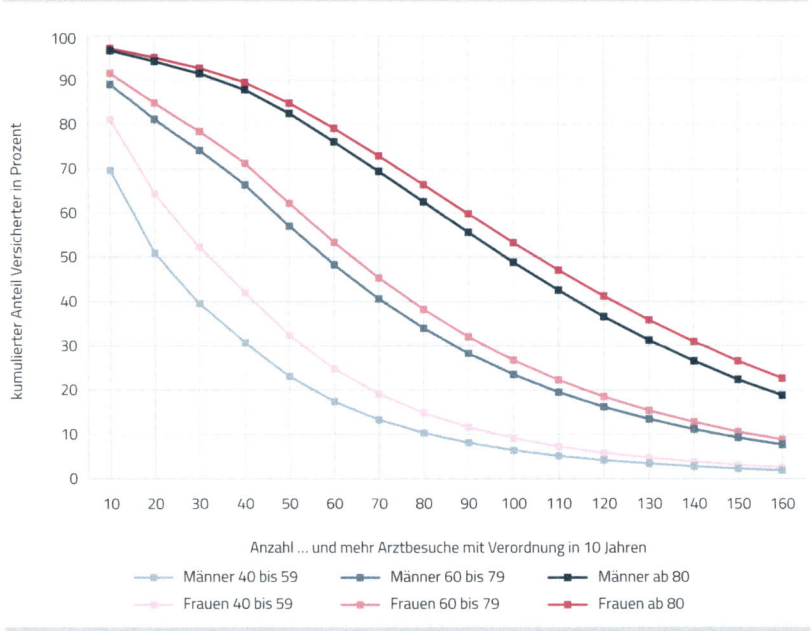

Quelle: BARMER-Daten 2021; Durchgängig 2011 bis 2020 BARMER-Versicherte, 40 Jahre und älter in 2020; gesamt n = 4.480.720, Männer n = 1.656.240, Frauen n = 2.824.480 (siehe Tabelle A 2)

2.3.2.6 Anzahl ausgestellter Arzneimittelverordnungen innerhalb von zehn Jahren

Bei einem Arztkontakt mit Verordnung von Arzneimitteln kann der Patient ein, aber auch mehrere Rezeptblätter erhalten. Auf dem Formular zur Verordnung von Arzneimitteln (Muster 16) können maximal bis zu drei Arzneimittel verordnet werden. Es wurde daher auch untersucht, wie viele Rezeptblätter mit Arzneimittelverordnung in einer Lebensdekade den Versicherten ausgestellt wurden.

Tabelle 2.10: Mittlere Anzahl ausgestellter Rezeptblätter mit Arzneimittelverordnung in der Lebensdekade 2011 bis 2020

Alter in Jahren	mittlere Anzahl ausgestellter Rezeptblätter in 10 Jahren		
	gesamt	Männer	Frauen
40–49	35,1	29,4	39,1
50–59	49,7	44,0	53,1
60–69	71,8	68,5	73,8
70–79	98,5	96,8	99,4
80–89	126,2	121,0	128,7
90+	145,5	134,2	149,3
gesamt	75,7	69,0	79,6

Quelle: BARMER-Daten 2021; Durchgängig 2011 bis 2020 BARMER-Versicherte, 40 Jahre und älter in 2020; gesamt n = 4.480.720, Männer n = 1.656.240, Frauen n = 2.824.480

Im Mittel wurden den Versicherten in einer Lebensdekade 76 Rezeptblätter ausgehändigt, den Frauen im Mittel elf mehr als den Männern, wobei der Unterschied in den beiden mittleren Altersgruppen geringer war. Die Anzahl vom Arzt ausgestellter, aber vom Patienten nicht eingelöster Rezepte ist nicht zu erkennen, so dass bezüglich des Rezeptierens eine Unterschätzung der tatsächlichen Häufigkeit möglich ist. Auch sind Rezepte mit Verordnung von nicht erstattungsfähigen Arzneimitteln (sogenannte „grüne" Rezepte oder auch Privatrezepte) hier nicht erfasst.

Mit 76 Rezepten liegt die durchschnittliche Anzahl der Rezepte innerhalb von zehn Jahren etwa zehn Prozent über den durchschnittlich 68 Arztbesuchen mit Arzneimittelverordnung.

Die Verteilung der Häufigkeit der Anzahl ausgestellter, eingelöster Rezepte macht die Perzentilenbetrachtung deutlich.

Patienten erhielten durchschnittlich 76 Rezepte mit Verordnung von Arzneimitteln innerhalb von 10 Jahren.

Tabelle 2.11: Perzentile der Anzahl ausgestellter Rezeptblätter mit Arzneimittel-verordnung in der Lebensdekade 2011 bis 2020

Alter in Jahren	Geschlecht	Perzentile der Anzahl ausgestellter Rezeptblätter in 10 Jahren										
		1	10	20	30	40	Median	60	70	80	90	99
40–49	Männer	0	2	5	8	11	15	21	30	44	70	206
	Frauen	0	5	9	13	19	25	34	45	59	86	221
	gesamt	0	4	7	10	15	21	29	39	53	80	215
50–59	Männer	0	3	7	12	18	27	38	50	68	102	261
	Frauen	0	6	12	19	28	38	49	62	81	116	278
	gesamt	0	5	10	16	24	34	45	58	76	111	271
60–69	Männer	0	6	16	27	40	51	65	82	106	149	321
	Frauen	0	9	21	34	46	57	71	88	111	154	328
	gesamt	0	8	19	32	44	55	69	86	110	152	325
70–79	Männer	0	16	37	51	65	81	98	118	146	193	358
	Frauen	0	20	40	54	68	83	100	120	148	195	366
	gesamt	0	18	39	53	67	82	99	120	147	194	363
80–89	Männer	1	35	57	75	91	108	126	148	176	222	372
	Frauen	1	39	61	79	96	114	133	157	187	237	401
	gesamt	1	37	59	77	94	112	131	154	184	232	392
90+	Männer	1	44	69	89	106	124	143	164	191	236	370
	Frauen	3	51	76	97	117	136	157	181	213	264	425
	gesamt	2	49	74	95	114	132	153	176	207	257	415
gesamt	Männer	0	5	11	21	34	48	64	85	114	161	324
	Frauen	0	9	19	32	46	59	76	97	126	175	348
	gesamt	0	7	16	28	42	55	72	93	122	170	339

Quelle: BARMER-Daten 2021; Durchgängig 2011 bis 2020 BARMER-Versicherte, 40 Jahre und älter in 2020; gesamt n = 4.480.720, Männer n = 1.656.240, Frauen n = 2.824.480

27 % der Versicherten mit Arzneimitteltherapie erhielten 100 und mehr Rezeptblätter innerhalb der Lebensdekade.

Im Median erhielten die Versicherten 55 Rezeptblätter in einer Lebensdekade. Ein Zehntel der Versicherten erhielt bis zu sieben Rezeptblätter und ein Zehntel 170 und mehr. Betrachtet man kumulative Häufigkeiten ausgestellter Rezeptblätter mit Arzneimittel-verordnung, stellt man fest, dass ein gutes Viertel (27,3 Prozent) der Versicherten mit Arzneimitteltherapie 100 und mehr Rezeptblätter innerhalb der Lebensdekade erhielt (siehe Tabelle 2.12).

Die höchste Anzahl von Rezeptblättern erhielten erwartungsgemäß die ältesten Patienten. Das obere Zehntel der 80- bis 89-Jährigen erhielt 232, die oberen zehn Prozent der zumindest 90-Jährigen erhielten 257 Rezeptblätter innerhalb der letzten zehn Jahre (siehe Tabelle 2.11).

Das obere Zehntel der ab 90-Jährigen erhielt 257 Rezepte für Arzneimittel innerhalb von 10 Jahren.

Tabelle 2.12: Kumulative Häufigkeiten der Anzahl ausgestellter Rezeptblätter mit Arzneimittelverordnung in der Lebensdekade 2011 bis 2020

Alter in Jahren	Geschlecht	mehr als 9	mehr als 19	mehr als 29	mehr als 39	mehr als 49	mehr als 59	mehr als 69	mehr als 79	mehr als 89	mehr als 99	mehr als 109	mehr als 119	mehr als 129	mehr als 139	mehr als 149	mehr als 159
40–49	Männer	63,9	42,3	30,6	22,9	17,1	13,0	10,1	7,9	6,3	5,2	4,2	3,5	3,0	2,5	2,2	1,8
40–49	Frauen	78,6	58,6	44,9	34,6	26,1	19,6	14,9	11,6	9,1	7,3	5,8	4,7	3,9	3,3	2,8	2,4
40–49	gesamt	72,6	51,8	39,0	29,8	22,4	16,9	12,9	10,1	8,0	6,4	5,2	4,2	3,5	3,0	2,5	2,1
50–59	Männer	74,7	58,5	47,7	38,8	30,6	24,3	19,4	15,8	12,8	10,6	8,8	7,3	6,1	5,2	4,4	3,8
50–59	Frauen	83,4	69,3	58,5	48,9	39,5	31,6	25,4	20,5	16,7	13,6	11,2	9,3	7,8	6,5	5,5	4,7
50–59	gesamt	80,1	65,2	54,4	45,0	36,1	28,8	23,1	18,7	15,2	12,5	10,3	8,6	7,2	6,0	5,1	4,4
60–69	Männer	86,2	76,4	68,4	60,3	51,5	43,7	37,1	31,3	26,4	22,3	18,9	16,0	13,6	11,6	9,9	8,5
60–69	Frauen	89,7	81,2	73,7	65,9	56,8	48,3	40,9	34,6	29,1	24,5	20,6	17,4	14,8	12,6	10,7	9,1
60–69	gesamt	88,4	79,4	71,7	63,8	54,8	46,6	39,5	33,4	28,1	23,7	20,0	16,9	14,3	12,2	10,4	8,9
70–79	Männer	93,4	88,5	83,7	78,2	71,2	64,1	57,3	50,8	44,7	39,0	34,0	29,5	25,5	22,0	19,1	16,5
70–79	Frauen	94,3	90,1	85,6	80,3	73,4	66,2	59,0	52,2	45,9	40,1	34,9	30,3	26,2	22,7	19,6	16,9
70–79	gesamt	94,0	89,5	84,9	79,6	72,6	65,4	58,4	51,7	45,5	39,7	34,6	30,0	26,0	22,4	19,4	16,7
80–89	Männer	96,8	94,4	91,7	88,4	83,7	78,4	73,0	67,1	61,0	54,9	49,1	43,6	38,3	33,6	29,4	25,5
80–89	Frauen	97,2	95,1	92,7	89,7	85,5	80,6	75,2	69,5	63,7	57,9	52,3	46,9	41,9	37,2	32,9	28,9
80–89	gesamt	97,0	94,9	92,4	89,2	84,9	79,9	74,5	68,7	62,8	56,9	51,2	45,8	40,7	36,0	31,7	27,8
90+	Männer	97,3	95,8	94,0	91,7	88,3	84,2	79,7	74,8	69,5	64,0	58,1	52,6	46,8	41,6	36,6	32,1
90+	Frauen	98,2	97,0	95,4	93,5	90,5	87,0	83,0	78,6	73,7	68,7	63,6	58,4	53,3	48,1	43,3	38,6
90+	gesamt	98,0	96,7	95,1	93,0	89,9	86,3	82,2	77,6	72,6	67,5	62,2	57,0	51,6	46,4	41,6	37,0
gesamt	Männer	82,5	71,1	63,2	56,2	49,0	42,7	37,3	32,5	28,3	24,6	21,3	18,5	15,9	13,8	11,9	10,3
gesamt	Frauen	89,0	79,6	72,0	64,8	57,0	49,9	43,6	38,1	33,2	28,9	25,2	21,9	19,1	16,6	14,4	12,5
gesamt	gesamt	86,6	76,4	68,7	61,6	54,1	47,2	41,3	36,0	31,4	27,3	23,8	20,6	17,9	15,5	13,5	11,7

Quelle: BARMER-Daten 2021; Durchgängig 2011 bis 2020 BARMER-Versicherte, 40 Jahre und älter in 2020; gesamt n = 4.480.720, Männer n = 1.656.240, Frauen n = 2.824.480

Die Anzahl ausgestellter Rezepte zeigt als Surrogatparameter die Mindestanzahl der vom Arzt zu treffenden Verordnungsentscheidungen an, da weder Veränderungen der Dosierung noch Pausieren oder Absetzen von Arzneimitteln direkt aus Routinedaten erkennbar sind. Die Anzahl der ausgestellten Rezepte zeigt damit die Mindestanzahl von Entscheidungssituationen an, bei denen verordnende Ärzte jeweils den Überblick über die Gesamtmedikation des Patienten benötigen.

Die Übernahme der Verordnungen in die Medikationsdokumentation der Patienten muss automatisch erfolgen.

Auch belegt die Zahl ausgestellter Rezepte, dass die Übernahme der Verordnungsdaten automatisch erfolgen muss, da eine händische Erfassung für den Medikationsplan nicht nur fehleranfällig, sondern auch vom Arbeitsaufwand her nicht zu leisten ist. Das lässt sich durch eine Hochrechnung einfach belegen.

Die händische Dokumentation aller Verordnungen auf dem Medikationsplan würde 3,7 Mio. ärztliche Arbeitsstunden pro Jahr erfordern. Das entspricht der Arbeitszeit von 2.207 Ärzten.

73 Millionen gesetzlich Krankenversicherte erhielten 2020 445 Millionen Rezepte, auf denen 712 Millionen Arzneimittel verordnet wurden (ABDA, 2021), das heißt im Durchschnitt 1,6 Arzneimittel pro Rezept. Geht man von nur 30 Sekunden für die Dokumentation der Verordnungen pro Rezept auf dem Medikationsplan des Patienten aus, resultiert ein ärztlicher Arbeitsaufwand von 3.708.333 Stunden jährlich. Bei einer 40-Stunden-Woche entspricht das 2.207 ärztlichen Vollzeitstellen.

2.3.2.7 Anzahl verordneter Arzneimittelpackungen über zehn Jahre

Die folgende Auswertung zeigt, wie viele verordnete Arzneimittelpackungen in einer Lebensdekade an den Versicherten abgegeben wurden. Dabei wurde jede Packung gezählt, auch wenn mehrere gleiche Packungen eines Arzneimittels abgegeben wurden.

Im Mittel erhielten die Versicherten in einer Lebensdekade 113 Arzneimittelpackungen, Frauen rund zehn Packungen mehr als Männer, wobei in den beiden mittleren Altersgruppen der Unterschied nur gering war (siehe Tabelle 2.13).

Durchschnittlich wurden bei BARMER-Versicherten 1,5 Arzneimittelpackungen auf einem Rezept verordnet.

Da Patienten durchschnittlich 76 Rezepte mit Verordnung von Arzneimitteln innerhalb von zehn Jahren erhielten, ergibt sich daraus, dass durchschnittlich 1,5 Arzneimittelpackungen auf einem Rezept verordnet wurden.

Tabelle 2.13: Mittlere Anzahl verordneter Arzneimittelpackungen in der Lebensdekade 2011 bis 2020

Alter in Jahren	mittlere Anzahl verordneter Arzneimittelpackungen in 10 Jahren		
	gesamt	Männer	Frauen
40–49	46,9	41,0	51,1
50–59	70,0	65,4	72,8
60–69	107,0	107,3	106,7
70–79	150,6	154,0	148,8
80–89	193,6	188,7	196,0
90+	221,5	205,0	227,1
gesamt	112,7	106,6	116,2

Quelle: BARMER-Daten 2021; Durchgängig 2011 bis 2020 BARMER-Versicherte, 40 Jahre und älter in 2020; gesamt n = 4.480.720, Männer n = 1.656.240, Frauen n = 2.824.480

Der Vergleich der Anzahl verordneter Arzneimittelpackungen nach Altersgruppen zeigt eine kontinuierliche Zunahme mit dem Lebensalter. Mindestens 90-jährigen Versicherten wurden innerhalb von zehn Jahren mit 222 Packungen mehr als doppelt so viele Arzneimittel verordnet wie den 60- bis 69-Jährigen. 60- bis 69-Jährige wiederum erhielten mit 107 Packungen mehr als doppelt so viele Arzneimittelpackungen verordnet wie 40- bis 49-jährige Versicherte.

Aufschlussreich ist auch die nach Altersgruppen differenzierte Perzentilbetrachtung. Über alle Altersgruppen gemittelt erhielten die oberen zehn Prozent der Versicherten 270 und mehr Packungen innerhalb von zehn Jahren. Die meisten Arzneipackungen erhielten die über 90-jährigen Versicherten. Das obere Zehntel erhielt 404 und mehr Packungen in der Dekade – also mehr als 40 Packungen pro Jahr. Frauen lagen mit 414 Packungen dabei noch höher als die gleichaltrigen Männer mit 373 verordneten Packungen.

Mindestens 90-Jährigen wurden innerhalb der vorangehenden 10 Jahre durchschnittlich 222 Arzneimittelpackungen verordnet.

Den oberen 10 % der mindestens 90-Jährigen wurden innerhalb der vorangehenden 10 Jahre 404 und mehr Arzneimittelpackungen verordnet.

Tabelle 2.14: Perzentile der Anzahl verordneter Arzneimittelpackungen in der Lebensdekade 2011 bis 2020

Alter in Jahren	Geschlecht	Perzentile der Anzahl verordneter Arzneimittelpackungen in 10 Jahren										
		1	10	20	30	40	Median	60	70	80	90	99
40–49	Männer	0	3	6	9	13	18	25	37	56	99	340
	Frauen	0	6	10	15	22	30	40	53	73	113	349
	gesamt	0	4	8	12	18	24	34	47	67	108	346
50–59	Männer	0	4	8	14	22	33	48	68	100	161	449
	Frauen	0	6	13	22	33	45	59	79	108	166	452
	gesamt	0	5	11	19	28	41	55	75	106	164	451
60–69	Männer	0	8	19	34	51	71	96	127	171	249	557
	Frauen	0	11	25	40	56	74	96	124	163	237	546
	gesamt	0	9	22	38	54	73	96	125	166	241	551
70–79	Männer	0	20	45	70	96	123	153	190	240	323	615
	Frauen	0	23	48	70	93	117	145	180	228	309	607
	gesamt	0	22	47	70	94	119	148	183	232	314	610
80–89	Männer	1	43	78	107	135	164	196	233	283	362	620
	Frauen	1	46	81	110	138	168	202	241	293	378	653
	gesamt	1	45	80	109	137	167	200	239	290	373	644
90+	Männer	1	57	95	128	157	187	217	254	301	373	601
	Frauen	4	67	108	141	172	204	239	279	330	414	669
	gesamt	3	64	105	137	168	199	234	273	323	404	655
gesamt	Männer	0	6	13	25	42	64	93	130	180	264	553
	Frauen	0	10	22	38	55	77	104	139	188	273	569
	gesamt	0	8	18	33	51	73	100	135	185	270	563

Quelle: BARMER-Daten 2021; Durchgängig 2011 bis 2020 BARMER-Versicherte, 40 Jahre und älter in 2020; gesamt n = 4.480.720, Männer n = 1.656.240, Frauen n = 2.824.480

2.3.2.8 Anzahl verordneter Arzneimittelwirkstoffe über zehn Jahre

Während die Anzahl von Rezeptblättern und Arzneimittelpackungen prozessuale Aspekte der Arzneimitteltherapie quantifiziert, ist aus ärztlicher Sicht die Anzahl der verschiedenen Arzneimittelwirkstoffe wichtig. Es wurde daher untersucht, wie viele verschiedene Wirkstoffe den Versicherten in der Lebensdekade verordnet wurden. In der Auswertung wurden auch die einzelnen, in Kombinations-ATC-Kodes enthaltenen Wirkstoffe separat berücksichtigt (siehe methodische Hinweise). Wie viele Wirkstoffe in einem Jahr (Jahr 2020) allein oder gleichzeitig mit anderen Wirkstoffen verordnet wurden, wird in Kapitel 2.3.2.9 dargestellt.

In einer Lebensdekade wurden den Versicherten im Mittel rund 20 verschiedene Wirkstoffe (7-stelliger ATC-Kode) verordnet. Die mittlere Anzahl der verordneten Wirkstoffe stieg mit dem Alter an von 14 in der jüngsten Altersgruppe (40 bis 49 Jahre) auf rund 28 in der ältesten Altersgruppe (90+ Jahre). Frauen bekamen im Mittel mehr Wirkstoffe verordnet als Männer, wobei sich der Unterschied mit dem Alter von 4,4 Wirkstoffen auf 1,5 Wirkstoffe verringerte.

> Versicherten wurden in den vorangehenden 10 Jahren im Mittel rund 20 verschiedene Wirkstoffe verordnet.

Tabelle 2.15: Mittlere Anzahl verordneter verschiedener Wirkstoffe in der Lebensdekade 2011 bis 2020

Alter in Jahren	mittlere Anzahl verschiedener Wirkstoffe in 10 Jahren		
	gesamt	Männer	Frauen
40–49	14,0	11,4	15,8
50–59	15,9	13,6	17,3
60–69	19,1	17,4	20,1
70–79	23,0	21,6	23,8
80–89	27,2	25,6	28,0
90+	28,3	27,1	28,6
gesamt	19,7	17,5	21,0

Quelle: BARMER-Daten 2021; Durchgängig 2011 bis 2020 BARMER-Versicherte 40 Jahre und älter in 2020; gesamt n = 4.480.720, Männer n = 1.656.240, Frauen n = 2.824.480

Die kumulative Häufigkeit der Anzahl verordneter Wirkstoffe innerhalb einer Dekade zeigt die Abbildung 2.3.

Innerhalb eines 10-Jahres-Zeitraums wurden 8 % der ab 40-jährigen Versicherten mehr als 40 verschiedene Arzneimittelwirkstoffe verordnet.

Abbildung 2.3: (Kumulative) Häufigkeiten der Anzahl in der Lebensdekade 2011 bis 2020 verordneter verschiedener Wirkstoffe

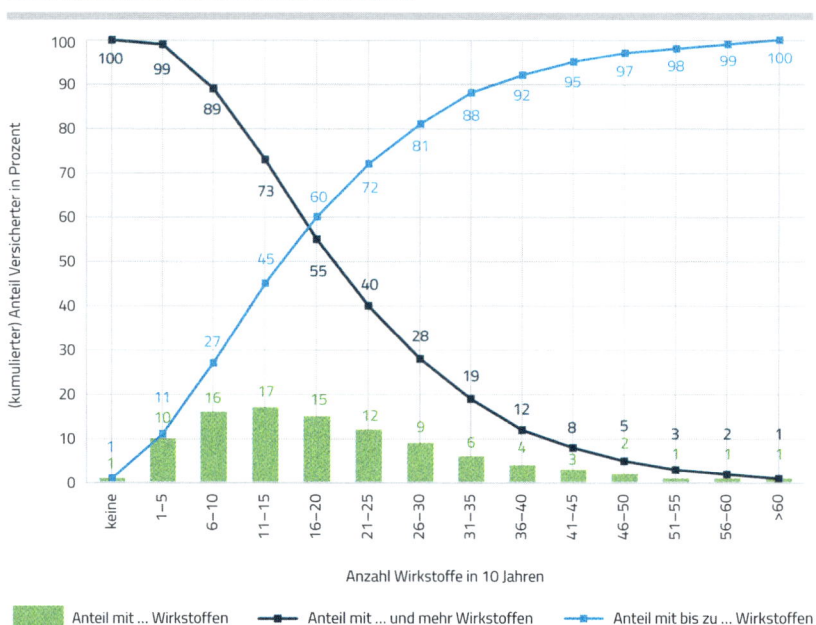

Quelle: BARMER-Daten 2021; Durchgängig 2011 bis 2020 BARMER-Versicherte, 40 Jahre und älter in 2020; gesamt n = 4.480.720

Innerhalb eines 10-Jahres-Zeitraums haben 98,5 % der ab 40-jährigen Versicherten zumindest ein verordnetes Arzneimittel erhalten.

Innerhalb einer Lebensdekade hatten 60 Prozent der Studienpopulation bis zu 20 verschiedene Wirkstoffe und 92 Prozent bis zu 40 verschiedene Wirkstoffe verordnet bekommen. 1,5 Prozent hatten keine Arzneimitteltherapie im gesamten Zeitraum und drei Prozent erhielten mehr als 50 Wirkstoffe.

Die Perzentilenbetrachtung zeigt die große Spreizung der Anzahl verordneter Arzneimittelwirkstoffe, insbesondere, wenn man die verschiedenen Altersgruppen vergleicht. So erhielten die oberen zehn Prozent ab dem Alter von 70 Jahren 41 bis 46 verschiedene Wirkstoffe innerhalb der betrachteten Dekade.

Tabelle 2.16: Perzentile der Anzahl verordneter verschiedener Wirkstoffe in der Lebensdekade 2011 bis 2020

Alter in Jahren	Geschlecht	Perzentile der Anzahl verschiedener Wirkstoffe in 10 Jahren										
		1	10	20	30	40	Median	60	70	80	90	99
40–49	Männer	0	2	4	6	8	10	12	14	17	23	41
	Frauen	0	4	7	9	11	14	16	19	23	30	52
	gesamt	0	3	6	8	10	12	14	17	21	27	48
50–59	Männer	0	3	5	7	9	12	14	17	21	27	48
	Frauen	0	4	7	10	12	15	18	21	26	33	56
	gesamt	0	4	6	9	11	14	16	20	24	31	54
60–69	Männer	0	4	8	10	13	15	18	21	26	33	55
	Frauen	0	6	9	12	15	18	21	25	30	37	61
	gesamt	0	5	8	11	14	17	20	24	28	36	59
70–79	Männer	0	7	11	14	17	19	23	26	31	39	62
	Frauen	0	8	12	15	18	22	25	29	34	43	67
	gesamt	0	7	11	15	18	21	24	28	33	41	65
80–89	Männer	1	10	14	18	21	24	27	31	36	44	65
	Frauen	1	11	16	19	23	26	30	34	39	47	70
	gesamt	1	11	15	19	22	25	29	33	38	46	69
90+	Männer	1	12	16	19	23	26	29	33	37	44	64
	Frauen	3	12	17	21	24	27	31	34	39	47	67
	gesamt	2	12	17	20	24	27	30	34	39	46	66
gesamt	Männer	0	4	7	10	12	15	18	22	27	34	57
	Frauen	0	6	9	12	15	19	22	26	31	39	63
	gesamt	0	5	8	11	14	17	21	24	30	38	61

Die oberen 10 % der zumindest 80-jährigen Versicherten erhielten Verordnungen von 46 und mehr verschiedenen Arzneimittelwirkstoffen innerhalb der vorangehenden 10 Jahre.

Quelle: BARMER-Daten 2021; Durchgängig 2011 bis 2020 BARMER-Versicherte, 40 Jahre und älter in 2020; gesamt n = 4.480.720, Männer n = 1.656.240, Frauen n = 2.824.480

Im Median wurden 17 verschiedene Wirkstoffe in einer Lebensdekade beziehungsweise vier in einem Jahr verordnet (siehe Tabelle 2.16 und Tabelle 2.17). Zehn Prozent (90. Perzentil) erhielten 38 und mehr verschiedene Wirkstoffe in einer Lebensdekade. Frauen erhielten in der Lebensdekade im Median vier Wirkstoffe mehr, wobei der Unterschied in höheren Altersgruppen geringer ausfiel.

2.3.2.9 Anzahl verordneter Arzneimittelwirkstoffe pro Versicherten in 2020

Die Untersuchungen der Arzneimitteltherapie über eine Dekade werden nachfolgend durch Analysen zur gleichzeitigen beziehungsweise innerhalb eines Jahres erfolgenden Arzneimitteltherapie im Jahr 2020 ergänzt.

In diese Auswertungen wurden BARMER-Versicherte jeden Alters, die in 2020 durchgängig BARMER-versichert waren, sowie in 2020 Geborene und Verstorbene eingeschlossen. Es wurde die im ambulanten Sektor verordnete Medikation betrachtet. Bei Dermatika (ATC-Kode D) wurden nur Wirkstoffe zur systemischen Anwendung einbezogen. Eine detaillierte Darstellung der Datengrundlage und Methodik findet sich im Methodenkapitel.

Im Jahr 2020 erhielten 85 % der Versicherten zumindest eine Verordnung eines Arzneimittels.

Im Jahr 2020 hatten rund 15 Prozent der Versicherten keine Arzneimittelverordnung, das heißt, 85 Prozent der Versicherten erhielten zumindest eine Verordnung eines Arzneimittels.

Tabelle 2.17: Mittlere Anzahl im Jahr 2020 verordneter verschiedener Wirkstoffe

Alter in Jahren	mittlere Anzahl verschiedener Wirkstoffe im Jahr 2020		
	gesamt	Männer	Frauen
0–9	2,8	2,8	2,7
10–19	1,6	1,3	2,0
20–29	1,6	1,1	2,1
30–39	1,8	1,5	2,1
40–49	2,6	2,2	2,9
50–59	3,8	3,5	4,0
60–69	5,3	5,3	5,3
70–79	7,2	7,3	7,1
80–89	8,7	8,7	8,7
90+	8,8	8,8	8,8
gesamt	4,1	3,6	4,5

Quelle: BARMER-Daten 2021; Im Jahr 2020 durchgängig bzw. ab Geburt oder bis zum Versterben durchgängig Versicherte; gesamt n = 8.931.358, Männer n = 3.856.175, Frauen n = 5.075.183

Im Durchschnitt wurden Versicherten 2020 4,1 verschiedene Wirkstoffe verordnet. Auch hier war ein deutlicher Anstieg mit dem Alter zu beobachten. Im Mittel erhielten Frauen mit 4,5 verordneten Wirkstoffen circa einen Wirkstoff mehr als Männer mit 3,6; allerdings treten die Unterschiede nur in den jüngeren Altersgruppen unter 60 Jahren auf.

Im Durchschnitt wurden Versicherten 2020 4,1 verschiedene Wirkstoffe verordnet.

Auch hier ist die Perzentilenbetrachtung aufschlussreich. Zehn Prozent (90. Perzentil) aller Versicherten erhielten zehn und mehr verschiedene Wirkstoffe in einem Jahr. In den Altersgruppen ab 70 Jahre wurden den oberen zehn Prozent 14 bis 16 und mehr verschiedene Arzneimittelwirkstoffe verordnet.

Tabelle 2.18: Perzentile der Anzahl im Jahr 2020 verordneter verschiedener Wirkstoffe

Alter in Jahren	Geschlecht	Perzentile der Anzahl verschiedener Wirkstoffe im Jahr 2020										
		1	10	20	30	40	Median	60	70	80	90	99
0–9	Männer	0	0	0	1	2	2	3	4	5	7	12
	Frauen	0	0	0	1	1	2	3	4	5	6	11
	gesamt	0	0	0	1	1	2	3	4	5	6	12
10–19	Männer	0	0	0	0	0	1	1	1	2	4	8
	Frauen	0	0	0	0	1	1	2	3	3	5	10
	gesamt	0	0	0	0	0	1	1	2	3	4	9
20–29	Männer	0	0	0	0	0	0	1	1	2	3	8
	Frauen	0	0	0	0	1	1	2	3	4	5	11
	gesamt	0	0	0	0	0	1	1	2	3	4	10
30–39	Männer	0	0	0	0	0	1	1	2	3	4	10
	Frauen	0	0	0	0	1	1	2	3	4	5	12
	gesamt	0	0	0	0	0	1	1	2	3	5	11
40–49	Männer	0	0	0	0	1	1	2	3	4	6	13
	Frauen	0	0	0	1	1	2	3	4	5	7	15
	gesamt	0	0	0	0	1	2	2	3	4	7	15
50–59	Männer	0	0	0	1	2	2	3	4	6	9	17
	Frauen	0	0	1	1	2	3	4	5	7	9	19
	gesamt	0	0	0	1	2	3	4	5	6	9	18

10 % aller Versicherten erhielten 10 und mehr verschiedene Wirkstoffe in einem Jahr.

Alter in Jahren	Geschlecht	Perzentile der Anzahl verschiedener Wirkstoffe im Jahr 2020										
		1	10	20	30	40	Median	60	70	80	90	99
60–69	Männer	0	0	1	2	3	4	5	7	9	12	22
	Frauen	0	0	1	2	3	4	5	7	9	11	21
	gesamt	0	0	1	2	3	4	5	7	9	12	21
70–79	Männer	0	1	3	4	5	6	8	9	11	15	25
	Frauen	0	1	3	4	5	6	7	9	11	14	24
	gesamt	0	1	3	4	5	6	8	9	11	14	24
80–89	Männer	0	2	4	5	7	8	9	11	13	16	25
	Frauen	0	2	4	5	7	8	9	11	13	16	25
	gesamt	0	2	4	5	7	8	9	11	13	16	25
90+	Männer	0	3	5	6	7	8	10	11	13	16	23
	Frauen	0	3	5	6	7	8	10	11	13	15	23
	gesamt	0	3	5	6	7	8	10	11	13	16	23
gesamt	Männer	0	0	0	0	1	2	3	4	6	10	19
	Frauen	0	0	1	1	2	3	4	6	8	11	21
	gesamt	0	0	0	1	2	3	4	5	7	10	20

Quelle: BARMER-Daten 2021; Im Jahr 2020 durchgängig bzw. ab Geburt oder bis zum Versterben durchgängig Versicherte; gesamt n = 8.931.358, Männer n = 3.856.175, Frauen n = 5.075.183

2.3.2.10 Anzahl von Versicherten mit Anspruch auf einen Medikationsplan

Fast jeder 2. BARMER-Versicherte (44 %) hat Anspruch auf den bundeseinheitlichen Medikationsplan.

In § 31a SGB V (eHealth-Gesetz) ist festlegt, dass Versicherte der gesetzlichen Krankenkassen mit mindestens drei verordneten Arzneimitteln seit dem 1. Oktober 2016 Anspruch auf einen Medikationsplan in Papierform (bundeseinheitlicher Medikationsplan – BMP) haben. Diese Kriterien erfüllten 2020 insgesamt 3.968.818 Personen, das heißt 44,4 Prozent der BARMER-Versicherten. Betrachtet man den Anteil von Versicherten mit Anspruch auf einen bundeseinheitlichen Medikationsplan nach Altersgruppen, stellt man fest, dass der Anteil Anspruchsberechtigter mit dem Alter steigt. Fast neun von zehn Versicherten ab 80 Jahren und fast acht von zehn Versicherten zwischen 70 und 79 Jahren sind anspruchsberechtigt.

Abbildung 2.4: Versicherte mit gleichzeitig drei oder mehr Arzneimittelwirkstoffen im Jahr 2020

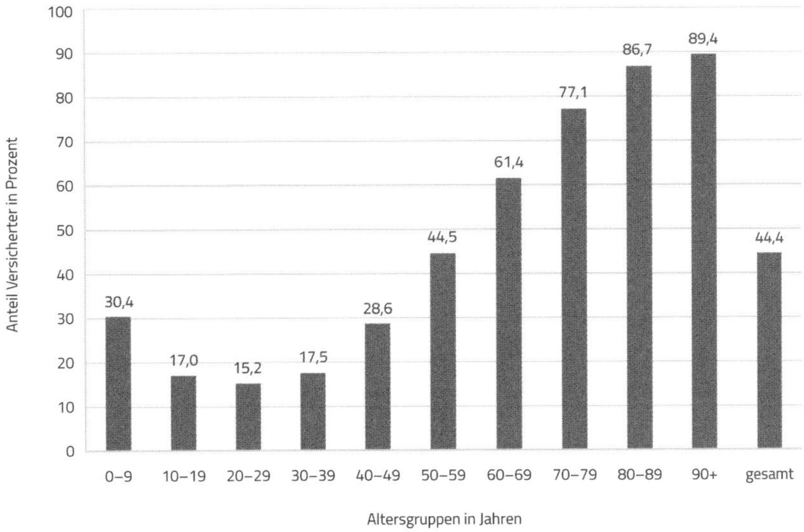

Quelle: BARMER-Daten 2021; Im Jahr 2020 durchgängig bzw. ab Geburt oder bis zum Versterben durchgängig Versicherte; gesamt n = 8.931.358; Versicherten standen drei und mehr Wirkstoffe mindestens an einem Tag in 2020 zur Anwendung zur Verfügung.

2.3.2.11 Anzahl von Versicherten mit Polypharmazie

Polypharmazie (beziehungsweise Multimedikation) wird üblicherweise als gleichzeitige Behandlung mit fünf und mehr Arzneimittelwirkstoffen definiert (Gnjidic et al., 2012). Das Risiko unerwünschter Arzneimittelwirkungen und Arzneimittelwechselwirkungen steigt mit der Anzahl verordneter Arzneimittel (Sheikh-Taha & Asmar, 2021). Strategien zur Überprüfung der Arzneimitteltherapie von Patienten mit Polypharmazie werden propagiert (Page et al., 2016).

Jeder 4. BARMER-Versicherte war 2020 von Polypharmazie betroffen.

Im Jahr 2020 waren 2.232.331 Versicherte und damit ein Viertel der BARMER-Versicherten von Polypharmazie betroffen.

In der Altersgruppe der 70- bis 79-Jährigen war ca. jeder 2. BARMER Versicherte 2020 von Polypharmazie betroffen. Bei den mindestens 90-Jährigen betrug der Anteil 72%.

Abbildung 2.5: Versicherte mit Polypharmazie (gleichzeitig fünf oder mehr Arzneimittelwirkstoffe) im Jahr 2020

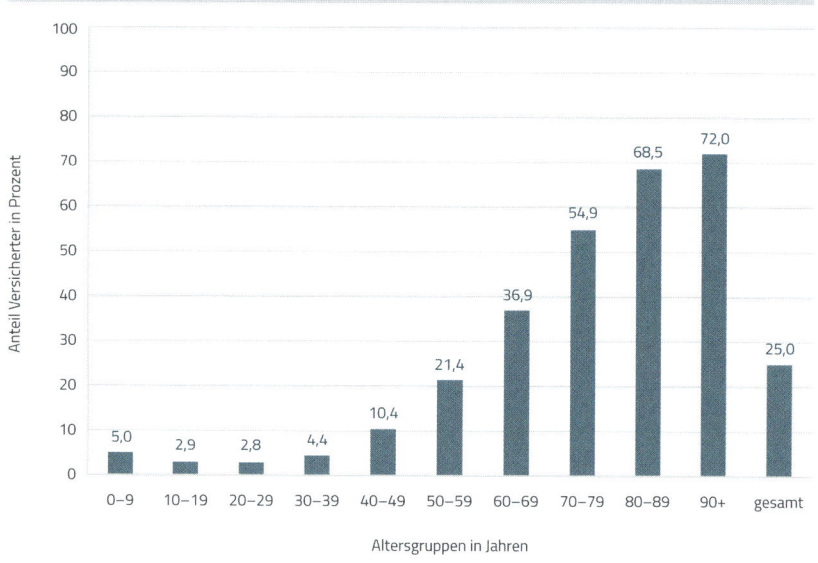

Quelle: BARMER-Daten 2021; Im Jahr 2020 durchgängig bzw. ab Geburt oder bis zum Versterben durchgängig Versicherte; gesamt n = 8.931.358. Versicherten standen fünf und mehr Wirkstoffe mindestens an einem Tag in 2020 zur Anwendung zur Verfügung.

2.3.2.12 Anzahl verordneter Arzneimittelwirkstoffe und Kombinationen 2020

Die Komplexität der Arzneimitteltherapie wird auch durch die Anzahl der verordneten Arzneimittelwirkstoffe und die Anzahl tatsächlich aufgetretener Kombinationen, das heißt gleichzeitig zur Anwendung zur Verfügung stehender Wirkstoffe, bestimmt. Die Häufigkeit der Verordnung von Arzneimittelwirkstoffen beziehungsweise Zweierkombination von gleichzeitig angewandten Wirkstoffen wurde daher auf Basis der Routinedaten für das Jahr 2020 analysiert. Um abzuschätzen, welche der verordneten Arzneimittel zur gleichzeitigen Anwendung zur Verfügung standen, wurde der Anwendungszeitraum definiert beginnend vom Tag der Abgabe in der Apotheke bis zum Aufbrauchen der verordneten Menge bei Anwendung einer definierten Tagesdosis (DDD). Bei dieser Vorgehensweise wurden die aus dem Jahr 2019 in 2020 hineinreichenden Verordnungen berücksichtigt.

Insgesamt wurden den 8.931.358 Versicherten 1.886 verschiedene Wirkstoffe verordnet. Fünf Wirkstoffe standen mehr als zehn Prozent der Versicherten 2020 zur gleichzeitigen Anwendung zur Verfügung: Ibuprofen (17,9 Prozent), Pantoprazol (14,2 Prozent), Metamizol (13,6 Prozent), Levothyroxin (13,2 Prozent) und Ramipril (11,1 Prozent). Weitere zehn Wirkstoffe wurden fünf bis zehn Prozent der Versicherten verordnet.

BARMER-Versicherten wurden im Jahr 2020 ambulant 1.886 verschiedene Arzneimittelwirkstoffe verordnet.

Tabelle 2.19: Ambulant verordnete Arzneimittelwirkstoffe (ATC-7-Steller), die mindestens 2,5 Prozent der Versicherten im Jahr 2020 zur Anwendung zur Verfügung standen

ATC-Kode	Wirkstoff	Patienten	Anteil an allen Versicherten
		Anzahl	Prozent
M01AE01	Ibuprofen	1.596.517	17,9
A02BC02	Pantoprazol	1.266.405	14,2
N02BB02	Metamizol-Natrium	1.216.935	13,6
H03AA01	Levothyroxin	1.182.164	13,2
C09AA05	Ramipril	988.401	11,1
C07AB07	Bisoprolol	819.393	9,2
C08CA01	Amlodipin	765.379	8,6
C09CA06	Candesartan	740.121	8,3
C03AA03	Hydrochlorothiazid	689.120	7,7
J01CA04	Amoxicillin	626.257	7,0
C07AB02	Metoprolol	623.783	7,0
C10AA01	Simvastatin	571.622	6,4
C03CA04	Torasemid	540.020	6,0
C10AA05	Atorvastatin	507.346	5,7
A10BA02	Metformin	444.196	5,0
R03AC02	Salbutamol	433.265	4,9
A11CC05	Colecalciferol	431.380	4,8
M01AB05	Diclofenac	425.786	4,8
H02AB06	Prednisolon	414.235	4,6
B01AC06	Acetylsalicylsäure	359.778	4,0
R03AC13	Formoterol	342.511	3,8
A02BC01	Omeprazol	317.245	3,6

BARMER-Versicherte wurden im Jahr 2020 mit 458.348 verschiedenen Kombinationen von 2 Arzneimittelwirkstoffen behandelt.

ATC-Kode	Wirkstoff	Patienten	Anteil an allen Versicherten
		Anzahl	Prozent
M04AA01	Allopurinol	301.467	3,4
J01DC02	Cefuroxim	280.864	3,1
A06AH04	Naloxon	273.457	3,1
S01CB01	Dexamethason	272.227	3,0
S01AA11	Gentamicin	252.083	2,8
N02AX01	Tilidin	244.963	2,7
G03CD01	Estriol	244.610	2,7
C09CA03	Valsartan	225.012	2,5
R01AA07	Xylometazolin	221.392	2,5
J01CR02	Beta-Lactamase-Inhibitoren	218.935	2,5

Quelle: BARMER-Daten 2021; Im Jahr 2020 durchgängig bzw. ab Geburt oder bis zum Versterben durchgängig Versicherte; ge 8

Es wurde ausgewertet, in welchen Zweierkombinationen Wirkstoffe gleichzeitig zur Anwendung zur Verfügung standen. Wenn das bei einem Versicherten für mehr als zwei Arzneimittel galt, wurden alle möglichen Zweierkombinationen dieser Wirkstoffe in die Auswertung aufgenommen.

59 % der BARMER-Versicherten wurden im Jahr 2020 gleichzeitig mit mindestens 2 Wirkstoffen behandelt.

Insgesamt kamen 458.348 verschiedene Kombinationen von gleichzeitig einem Versicherten verordneten Arzneimittelwirkstoffen vor. Von den 8.931.358 analysierten Versicherten wurden 5.269.708 Versicherte, das heißt 59 Prozent, gleichzeitig mit mindestens zwei Wirkstoffen behandelt.

Die 30 am häufigsten verordneten Zweierkombinationen von Arzneimittelwirkstoffen zeigt die nachfolgende Tabelle.

Tabelle 2.20: Top 30 der häufigsten Zweierkombinationen gleichzeitig angewendeter Arzneimittelwirkstoffe im Jahr 2020

ATC-Kode 1	Wirkstoff	ATC-Kode 2	Wirkstoff	Patienten	Anteil an allen Versicherten	Anteil an Versicherten mit Kombi-nationen	mittlere Behand-lungs-tage*
				Anzahl	Prozent	Prozent	Anzahl
A02BC02	Pantoprazol	N02BB02	Metamizol-Natrium	373.720	4,2	7,1	31
A02BC02	Pantoprazol	M01AE01	Ibuprofen	294.155	3,3	5,6	42
A02BC02	Pantoprazol	H03AA01	Levothyroxin	262.857	2,9	5,0	118
C08CA01	Amlodipin	C09AA05	Ramipril	260.541	2,9	4,9	251
A02BC02	Pantoprazol	C09AA05	Ramipril	256.421	2,9	4,9	191
A06AH04	Naloxon	N02AX01	Tilidin	244.959	2,7	4,6	76
C07AB07	Bisoprolol	C09AA05	Ramipril	235.941	2,6	4,5	142
A02BC02	Pantoprazol	C07AB07	Bisoprolol	228.261	2,6	4,3	107
C09AA05	Ramipril	N02BB02	Metamizol-Natrium	219.275	2,5	4,2	31
J01CA04	Amoxicillin	J01CR02	Beta-Lactamase-Inhibitoren	218.932	2,5	4,2	9
A02BC02	Pantoprazol	C03CA04	Torasemid	216.516	2,4	4,1	135
C03AA03	Hydrochlorothiazid	C08CA01	Amlodipin	213.807	2,4	4,1	230
C03AA03	Hydrochlorothiazid	C09AA05	Ramipril	213.212	2,4	4,0	243
A02BC02	Pantoprazol	C08CA01	Amlodipin	211.516	2,4	4,0	180
A02BC02	Pantoprazol	C09CA06	Candesartan	204.912	2,3	3,9	179
H03AA01	Levothyroxin	N02BB02	Metamizol-Natrium	201.802	2,3	3,8	23
C09AA05	Ramipril	H03AA01	Levothyroxin	191.844	2,1	3,6	173
M01AE01	Ibuprofen	N02BB02	Metamizol-Natrium	188.886	2,1	3,6	11
S01AA11	Gentamicin	S01CB01	Dexamethason	188.175	2,1	3,6	20
C07AB07	Bisoprolol	C08CA01	Amlodipin	187.658	2,1	3,6	147
C07AB02	Metoprolol	C09AA05	Ramipril	187.376	2,1	3,6	165
H03AA01	Levothyroxin	M01AE01	Ibuprofen	185.150	2,1	3,5	35
C07AB07	Bisoprolol	H03AA01	Levothyroxin	185.145	2,1	3,5	104
C08CA01	Amlodipin	C09CA06	Candesartan	184.999	2,1	3,5	236
C03AA03	Hydrochlorothiazid	C07AB07	Bisoprolol	184.546	2,1	3,5	165
C03AA03	Hydrochlorothiazid	C09CA06	Candesartan	184.455	2,1	3,5	240

ATC-Kode 1	Wirkstoff	ATC-Kode 2	Wirkstoff	Patienten	Anteil an allen Versicherten	Anteil an Versicherten mit Kombinationen	mittlere Behandlungstage*
				Anzahl	Prozent	Prozent	Anzahl
C09AA05	Ramipril	C10AA01	Simvastatin	182.015	2,0	3,5	208
C08CA01	Amlodipin	N02BB02	Metamizol-Natrium	179.439	2,0	3,4	32
H03CA01	Iodide	H03CA01	Kaliumiodid	179.273	2,0	3,4	274
A02BC02	Pantoprazol	C07AB02	Metoprolol	177.895	2,0	3,4	124

* Behandlungstage im Jahr 2020; Quelle: BARMER-Daten 2021; im Jahr 2020 durchgängig bzw. ab Geburt oder bis zum Versterben durchgängig Versicherte n = 8.931.358; Versicherte mit mindestens einer Zweierkombination n = 5.269.708

26 % der möglichen Kombinationen von 2 Wirkstoffen sind tatsächlich verordnet worden.

Die Anzahl möglicher verschiedener Kombinationen berechnet sich nach der Formel: $C(n,r) = n!/(r!*(n-r)!)$ [n = Anzahl Wirkstoffe; r = Anzahl der zu kombinierenden Arzneimittelwirkstoffe; Quelle: https://calculator-online.net/de/combination-calculator/]. Bei 1.886 verschiedenen verordneten Arzneimittelwirkstoffen ergeben sich daraus 1.777.555 mögliche Kombinationen von zwei Wirkstoffen. Tatsächlich sind mit 458.348 Kombinationen von zwei Wirkstoffen nur 26 Prozent der möglichen Kombinationen verordnet worden.

2.3.2.13 Anzahl versorgender Apotheken

Pharmazeutische Beratung setzt Kenntnis der Gesamtmedikation voraus.

Die Übersicht über die aktuelle Gesamtmedikation eines Patienten ist nicht nur für Ärzte, sondern auch für Apotheker notwendig, um Wechselwirkungsrisiken sicher erkennen und durch pharmazeutische Beratung die Arzneimitteltherapiesicherheit unterstützen zu können. Ohne Übersicht über die Gesamtmedikation sind die Voraussetzungen für eine inhaltlich adäquate pharmazeutische Prüfung verordneter Therapie nicht gegeben. Inhaltlich eingeschränkt ist der Nutzen pharmazeutischer Beratung, wenn in der Apotheke nur das aktuelle Rezept (mit im Durchschnitt 1,6 verordneten Arzneimitteln) vorliegt. Das Konzept einer „Stammapotheke", in der alle verordneten Arzneimittel und die Selbstmedikation bezogen werden, ist vor diesem Hintergrund attraktiv, weil die Apotheke über die kundenbezogene Speicherung abgegebener Arzneimittel die Gesamtmedikation abbilden kann. Hierzu müssen allerdings Bereitschaft und technische Voraussetzungen in der Apotheke und Einverständnis und Mitwirkung des Patienten gegeben sein und alle Informationen vorliegen.

Aber entspricht das Konzept der „Stammapotheke" der Versorgungsrealität? Anhand von Routinedaten wurde untersucht, ob Versicherte die ihnen verordneten Arzneimittel in einer oder in mehreren Apotheken bezogen haben. Hierzu wurde die Anzahl verschiedener zur Rezepteinlösung aufgesuchter Apotheken innerhalb einer Lebensdekade ermittelt.

Anzahl versorgender Apotheken über zehn Jahre

Im Median lösten die Versicherten in fünf verschiedenen Apotheken ihre Arzneimittelrezepte ein. Das unterste Zehntel der Versicherten suchte bis zu zwei verschiedene Apotheken auf und das oberste Zehntel elf und mehr Apotheken.

Tabelle 2.21: Perzentile der Anzahl zur Rezepteinlösung aufgesuchter Apotheken in der Lebensdekade 2011 bis 2020

Alter in Jahren	Geschlecht	Perzentile der Anzahl verschiedener Apotheken in 10 Jahren										
		1	10	20	30	40	Median	60	70	80	90	99
40–49	Männer	1	2	2	3	4	5	6	7	8	10	18
	Frauen	1	2	3	4	5	6	7	8	10	13	21
	gesamt	1	2	3	4	5	5	6	8	9	12	20
50–59	Männer	1	2	3	3	4	5	6	7	8	11	18
	Frauen	1	2	3	4	5	6	7	8	10	12	21
	gesamt	1	2	3	4	5	5	6	8	9	12	20
60–69	Männer	1	2	3	3	4	5	6	7	8	11	18
	Frauen	1	2	3	4	5	6	7	8	10	12	20
	gesamt	1	2	3	4	5	5	6	8	9	12	19
70–79	Männer	1	2	3	3	4	5	6	7	8	10	17
	Frauen	1	2	3	4	5	5	6	7	9	11	19
	gesamt	1	2	3	4	4	5	6	7	9	11	18
80–89	Männer	1	2	3	4	4	5	6	7	8	10	16
	Frauen	1	2	3	4	5	5	6	7	9	11	18
	gesamt	1	2	3	4	4	5	6	7	9	11	17
90+	Männer	1	2	3	4	4	5	6	7	8	10	16
	Frauen	1	2	3	4	5	5	6	7	8	10	17
	gesamt	1	2	3	4	5	5	6	7	8	10	16

Alter in Jahren	Geschlecht	Perzentile der Anzahl verschiedener Apotheken in 10 Jahren										
		1	10	20	30	40	Median	60	70	80	90	99
gesamt	Männer	1	2	3	3	4	5	6	7	8	10	18
	Frauen	1	2	3	4	5	6		7	8	9	12	20
	gesamt	1	2	3	4	5	5	6	7	9	11	19

Quelle: BARMER-Daten 2021; Durchgängig 2011 bis 2020 BARMER-Versicherte, 40 Jahre und älter in 2020 mit Arzneimittelverordnung; gesamt n = 4.414.040, Männer n = 1.623.320, Frauen n = 2.790.720

Tabelle 2.22: Kumulative Häufigkeiten der Anzahl verschiedener zur Rezepteinlösung aufgesuchter Apotheken in der Lebensdekade 2011 bis 2020

Alter in Jahren	Geschlecht	Anteil Versicherter mit mehr als … verschiedenen Apotheken in 10 Jahren in Prozent														
		mehr als 1	mehr als 2	mehr als 3	mehr als 4	mehr als 5	mehr als 6	mehr als 7	mehr als 8	mehr als 9	mehr als 10	mehr als 11	mehr als 12	mehr als 13	mehr als 14	mehr als 15
40–49	Männer	91,6	79,3	65,5	52,3	40,8	31,3	23,7	17,8	13,2	9,9	7,3	5,4	4,0	3,0	2,2
	Frauen	95,4	87,2	76,8	65,5	54,4	44,4	35,5	28,1	22,0	17,1	13,2	10,1	7,7	5,9	4,5
	gesamt	93,9	84,0	72,2	60,1	48,9	39,0	30,7	23,9	18,4	14,1	10,8	8,2	6,2	4,7	3,6
50–59	Männer	92,3	80,6	67,2	54,1	42,3	32,7	24,7	18,6	13,9	10,2	7,6	5,6	4,1	3,0	2,2
	Frauen	95,0	86,6	76,1	64,7	53,7	43,7	34,9	27,6	21,6	16,7	12,8	9,8	7,4	5,6	4,2
	gesamt	94,0	84,3	72,7	60,7	49,4	39,5	31,1	24,2	18,6	14,2	10,8	8,2	6,2	4,6	3,5
60–69	Männer	93,3	82,3	69,2	56,1	44,2	34,0	25,7	19,2	14,3	10,5	7,7	5,6	4,1	3,0	2,2
	Frauen	95,0	86,3	75,4	63,7	52,4	42,3	33,5	26,1	20,2	15,4	11,7	8,9	6,7	5,0	3,8
	gesamt	94,4	84,8	73,1	60,9	49,4	39,2	30,6	23,6	18,0	13,6	10,2	7,7	5,7	4,3	3,2
70–79	Männer	93,9	82,7	69,0	55,3	42,8	32,4	24,2	17,7	12,9	9,3	6,7	4,8	3,4	2,4	1,8
	Frauen	94,7	85,0	72,8	60,1	48,2	37,8	29,1	22,1	16,6	12,3	9,1	6,7	4,9	3,6	2,6
	gesamt	94,5	84,2	71,4	58,4	46,3	35,9	27,4	20,5	15,3	11,2	8,3	6,0	4,4	3,2	2,3
80–89	Männer	94,6	84,0	70,4	56,3	43,4	32,6	23,9	17,3	12,3	8,7	6,1	4,3	2,9	2,0	1,4
	Frauen	95,6	86,6	74,5	61,4	48,9	37,9	28,7	21,4	15,8	11,5	8,3	6,0	4,3	3,1	2,2
	gesamt	95,3	85,8	73,2	59,7	47,1	36,2	27,1	20,0	14,6	10,6	7,6	5,4	3,8	2,7	1,9
90+	Männer	95,6	86,1	73,6	59,5	45,8	34,5	25,0	17,8	12,6	8,6	5,7	4,0	2,6	1,7	1,2
	Frauen	96,5	88,4	76,2	62,2	48,7	36,8	27,2	19,4	13,7	9,5	6,6	4,5	3,2	2,2	1,5
	gesamt	96,3	87,8	75,5	61,5	4,08	36,2	26,6	19,0	13,4	9,3	6,4	4,4	3,0	2,1	1,4
gesamt	Männer	93,1	81,7	68,3	54,9	42,8	32,7	24,6	18,3	13,4	9,8	7,2	5,2	3,8	2,7	2,0
	Frauen	95,1	86,3	75,1	63,1	51,5	41,2	32,3	25,0	19,2	14,6	11,0	8,3	6,2	4,6	3,4
	gesamt	94,4	84,6	72,6	60,1	48,3	38,1	29,5	22,5	17,1	12,8	9,6	7,1	5,3	3,9	2,9

Quelle: BARMER-Daten 2021; Durchgängig 2011 bis 2020 BARMER-Versicherte, 40 Jahre und älter in 2020 mit Arzneimittelverordnung; gesamt n = 4.414.040, Männer n = 1.623.320, Frauen n = 2.790.720

Tabelle 2.22 gibt die kumulative Häufigkeit verschiedener zur Rezepteinlösung aufgesuchter Apotheken wieder. Es zeigt sich, dass nur 5,6 Prozent aller Versicherten ihre
verordneten Arzneimittel in nur einer Apotheke bezogen haben. Die Unterschiede zwischen Frauen (4,9 Prozent) und Männern (6,9 Prozent) sind hier zu vernachlässigen.

Ein gutes Drittel (38 Prozent) der Versicherten bezog die Arzneimittel in sieben und mehr
verschiedenen Apotheken, und jeder sechste Versicherte hat innerhalb von zehn Jahren
zehn oder mehr Apotheken für den Bezug von Arzneimitteln genutzt (siehe Abbildung 2.6).

Nur 5,6 % aller Versicherten haben innerhalb der
vorangehenden 10 Jahre
ihre verordneten Arznei-
mittel in nur einer Apo-
theke bezogen

**Abbildung 2.6: (Kumulative) Häufigkeiten der Anzahl verschiedener zur Rezept-
einlösung aufgesuchter Apotheken in der Lebensdekade 2011 bis 2020**

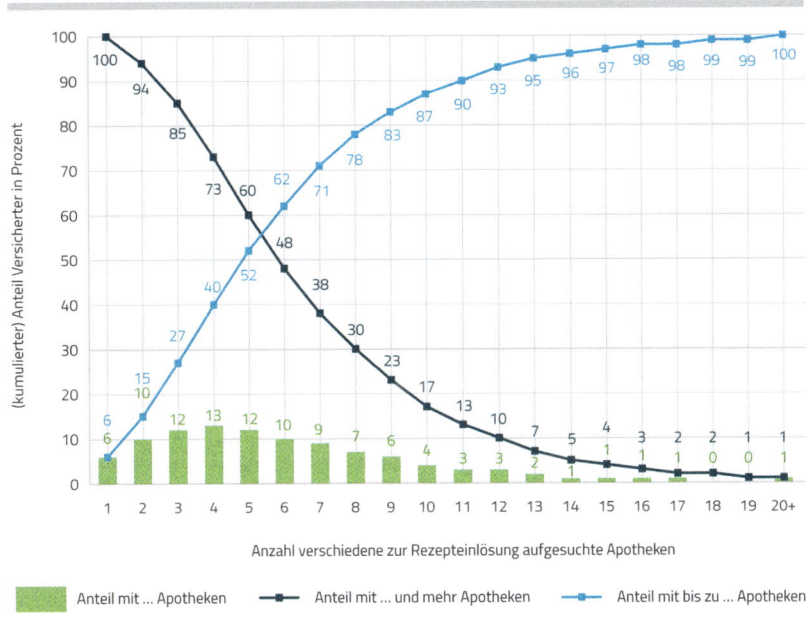

Quelle: BARMER-Daten 2021; Durchgängig 2011 bis 2020 BARMER-Versicherte, 40 Jahre und älter
in 2020 mit Arzneimittelverordnung; gesamt n = 4.414.040

Das Alter ist weder bei Männern noch bei Frauen mit der Anzahl genutzter Apotheken
assoziiert. Im Mittel suchten die Versicherten in einer Lebensdekade sechs verschiedene
Apotheken auf. Von Frauen wurde im Mittel eine Apotheke mehr zur Rezepteinlösung

Im Mittel bezogen Ver-
sicherte in einer Lebens-
dekade verordnete
Arzneimittel in 6 ver-
schiedenen Apotheken.

aufgesucht im Vergleich zu den Männern, wobei der Unterschied mit steigendem Alter abnahm.

Tabelle 2.23: Mittlere Anzahl zur Rezepteinlösung aufgesuchter Apotheken in der Lebensdekade 2011 bis 2020

Alter in Jahren	mittlere Anzahl verschiedener Apotheken in 10 Jahren		
	gesamt	Männer	Frauen
40–49	6,3	5,5	6,8
50–59	6,3	5,7	6,7
60–69	6,3	5,8	6,6
70–79	6,0	5,6	6,1
80–89	6,0	5,6	6,1
90+	5,9	5,8	6,0
gesamt	6,2	5,7	6,5

Quelle: BARMER-Daten 2021; Durchgängig 2011 bis 2020 BARMER-Versicherte 40 Jahre und älter in 2020 mit Arzneimittelverordnung; gesamt n = 4.414.040, Männer n = 1.623.320, Frauen n = 2.790.720

Eine vollständige Übersicht über die Gesamtmedikation ist damit für die einzelne Apotheke selbst im Falle der lückenlosen Dokumentation der an den Kunden abgegebenen Arzneimittel nicht zu erreichen. Der Bezug der Arzneimittel in mehreren Apotheken schließt aber nicht aus, dass Versicherte Präferenzen für eine der von ihnen genutzten Apotheken haben. Daher wurde untersucht, welcher maximale Anteil der Arzneimittelrezepte von einem Versicherten bei einer Apotheke eingelöst wurde.

Tabelle 2.24: Mittlerer maximaler Anteil bei einer Apotheke eingelöster Arzneimittelrezepte in der Lebensdekade 2011 bis 2020

Alter in Jahren	mittlerer maximaler Anteil in einer Apotheke eingelöster Rezepte in 10 Jahren in Prozent		
	gesamt	Männer	Frauen
40–49	54,5	56,1	53,5
50–59	58,5	60,0	57,5
60–69	62,6	63,8	61,8
70–79	67,0	67,6	66,7
80–89	68,6	69,4	68,2
90+	67,0	68,2	66,6
gesamt	62,2	63,1	61,7

Quelle: BARMER-Daten 2021; Durchgängig 2011 bis 2020 BARMER-Versicherte 40 Jahre und älter in 2020 mit Arzneimittelverordnung; gesamt n = 4.414.040, Männer n = 1.623.320, Frauen n = 2.790.720

Im Mittel lösten die Versicherten in einer Lebensdekade 62 Prozent ihrer Arzneimittel-rezepte bei einer Apotheke ein. Bei Frauen war der Anteil im Mittel ein Prozent geringer im Vergleich zu den Männern, wobei der Unterschied mit steigendem Alter abnahm. Differenziert man nach Perzentilen, so zeigt sich, dass im Median maximal 60 Prozent der Arzneimittelrezepte bei einer Apotheke eingelöst wurden. Beim untersten Zehntel der Versicherten waren es bis zu 33 Prozent und beim obersten Zehntel 97 Prozent und mehr.

Im Mittel lösten die Versicherten in einer Lebensdekade 62 % ihrer Arzneimittelrezepte bei einer Apotheke ein.

Tabelle 2.25: Perzentile des maximalen Anteils bei einer Apotheke eingelöster Arzneimittelrezepte in der Lebensdekade 2011 bis 2020

Alter in Jahren	Geschlecht	Perzentile des maximalen Anteils in einer Apotheke eingelöster Rezepte in 10 Jahren										
		1	10	20	30	40	Median	60	70	80	90	99
40–49	Männer	17	28	33	40	47	50	59	67	79	95	100
	Frauen	17	27	33	38	44	50	56	65	75	88	100
	gesamt	17	27	33	40	45	50	57	67	75	91	100
50–59	Männer	19	31	38	44	50	57	65	74	84	96	100
	Frauen	18	29	36	42	49	54	62	70	80	93	100
	gesamt	19	30	37	43	50	55	63	71	82	94	100
60–69	Männer	21	33	42	49	55	62	70	79	89	97	100
	Frauen	20	33	40	47	53	60	67	76	86	96	100
	gesamt	20	33	40	48	53	60	68	78	88	96	100
70–79	Männer	24	38	46	52	60	67	75	85	93	98	100
	Frauen	23	37	45	52	59	66	74	83	92	98	100
	gesamt	23	37	45	52	59	67	75	84	92	98	100
80–89	Männer	26	40	48	55	62	69	78	87	94	98	100
	Frauen	25	39	47	54	60	68	76	85	93	98	100
	gesamt	25	39	47	54	61	68	77	86	93	98	100
90+	Männer	26	39	47	53	60	68	76	85	93	98	100
	Frauen	26	39	46	52	58	65	73	81	90	97	100
	gesamt	26	39	46	53	59	66	73	82	91	97	100
gesamt	Männer	20	33	41	48	54	61	69	78	89	98	100
	Frauen	20	32	40	46	52	60	67	76	87	96	100
	gesamt	20	33	40	47	53	60	68	77	88	97	100

Quelle: BARMER-Daten 2021; Durchgängig 2011 bis 2020 BARMER-Versicherte 40 Jahre und älter in 2020 mit Arzneimittelverordnung; gesamt n = 4.414.040, Männer n = 1.623.320, Frauen n = 2.790.720

Das Konzept einer Stammapotheke, in der Patienten über Jahre und vollständig ihre Arzneimittel beziehen, wird daher von Patienten nicht gelebt. Zwar gibt es bei vielen Patienten eine „Schwerpunktapotheke", doch werden regelhaft weitere Apotheken für den Bezug verordneter Arzneimittel genutzt. Neue, digital unterstützte Versorgungsformen müssen daher der Tatsache Rechnung tragen, dass Arzneimittel von Patienten regelhaft in mehreren Apotheken bezogen werden. Dies bedeutet, dass sichergestellt werden muss, dass jeder Apotheke, die ein Patient aufsucht, ein Überblick über die Gesamtmedikation des Patienten zur Verfügung steht.

Anzahl versorgender Apotheken bei Versicherten mit Polypharmazie während eines Jahres

65 % der Versicherten mit Polypharmazie beziehen Arzneimittel während eines Jahres in mehr als einer Apotheke.

Das Bild ändert sich nicht, wenn man die Betrachtung der Anzahl versorgender Apotheken auf den Zeitraum eines Jahres, das Jahr 2020, beschränkt und Versicherte mit Polypharmazie, also mit mindestens fünf gleichzeitig angewendeten Wirkstoffen, betrachtet. 65 Prozent dieser Versicherten mit Polypharmazie bezogen ihre Arzneimittel in mehr als einer Apotheke. Gerade für diese Patienten gilt, dass sie besonders von pharmazeutischer Beratung profitieren könnten.

Abbildung 2.7: (Kumulative) Häufigkeiten der Anzahl verschiedener zur Rezepteinlösung von Versicherten mit Polypharmazie aufgesuchter Apotheken im Jahr 2020

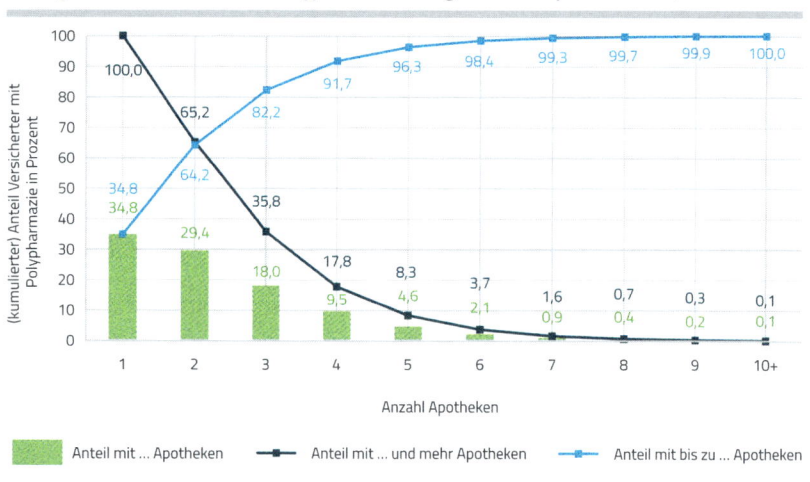

Quelle: BARMER-Daten 2021; Im Jahr 2020 durchgängig bzw. ab Geburt oder bis zum Versterben durchgängig Versicherte mit Polypharmazie; n = 2.232.329

Auch bei Beschränkung der Betrachtung auf ein Jahr haben die gefährdetsten Patienten keine Stammapotheke.

2.3.2.14 Anzahl vollstationärer Krankenhausaufenthalte über zehn Jahre

Sektorenübergreifende Behandlung ist zwingend mit einem Wechsel des behandelnden Arztes und der Notwendigkeit der Übermittlung behandlungsrelevanter Informationen zum Patienten verbunden. Dass dies sowohl bei Aufnahme im Krankenhaus als auch bei Entlassung häufig zu Informationsverlusten und vermeidbarer Patientengefährdung führt, wird im aktuellen wie auch in früheren Gutachten des Sachverständigenrates zur Entwicklung im Gesundheitswesen kritisiert (SVR, 2021). Die Frage, wie häufig Versicherte von einer stationären Krankenhausbehandlung – und damit einem Wechsel des Behandlungssektors – betroffen sind, ist daher wichtig, um die Komplexität von Behandlungsprozessen beurteilen und Anforderungen an die digitale Unterstützung ableiten zu können.

Es wurde daher untersucht, wie viele vollstationäre Krankenhausaufenthalte mit mindestens einer Übernachtung die Versicherten in der Lebensdekade hatten, wobei nach Alter und Geschlecht differenziert wurde.

Tabelle 2.26: Mittlere Anzahl vollstationärer Krankenhausaufenthalte in der Lebensdekade 2011 bis 2020

Alter in Jahren	mittlere Anzahl vollstationärer Krankenhausaufenthalte in 10 Jahren		
	gesamt	Männer	Frauen
40–49	1,3	1,0	1,4
50–59	1,4	1,4	1,4
60–69	1,9	2,1	1,8
70–79	2,7	3,0	2,6
80–89	3,7	3,9	3,5
90+	4,1	4,2	4,1
gesamt	2,1	2,2	2,1

Quelle: BARMER-Daten 2021; Durchgängig 2011 bis 2020 BARMER-Versicherte 40 Jahre und älter in 2020; gesamt n = 4.480.720, Männer n = 1.656.240, Frauen n = 2.824.480

Im Mittel über alle Altersgruppen hatten die Versicherten, Männer wie Frauen, in einer Lebensdekade zwei vollstationäre Krankenhausaufenthalte.

Durchschnittlich kommt es zu 2 vollstationären Krankenhausbehandlungen innerhalb von 10 Jahren.

Ab 80-jährige Versicherte hatten durchschnittlich etwa 4 vollstationäre Krankenhausaufenthalte innerhalb der vorangegangenen 10 Jahre.

Wie erwartet zeigt die Analyse, dass die Häufigkeit stationärer Krankenhausaufenthalte mit zunehmendem Lebensalter steigt. 80- bis 89-jährige Versicherte haben durchschnittlich 3,7 vollstationäre Krankenhausaufenthalte innerhalb von zehn Jahren, bei ab 90-Jährigen sind es sogar 4,1 stationäre Krankenhausbehandlungen innerhalb der Dekade. Unterschiede zwischen Frauen und Männern sind dabei nicht auszumachen. Im Vergleich dazu sind 40- bis 49-jährige Versicherte im Durchschnitt 1,3-mal während der betrachteten Dekade in stationärer Behandlung.

Tabelle 2.27: Mindestens ein vollstationärer Krankenhausaufenthalt in den Jahren 2011 bis 2020

Alter in Jahren	Geschlecht	Anteil Versicherter mit mindestens einem Krankenhausaufenthalt in Prozent im Jahr ...									
		2011	2012	2013	2014	2015	2016	2017	2018	2019	2020
40–49	Männer	7,0	7,4	7,4	7,7	7,7	7,9	7,9	8,1	8,3	7,6
	Frauen	13,2	12,8	12,4	12,0	11,3	11,1	10,5	10,2	10,0	8,7
	gesamt	10,7	10,6	10,3	10,2	9,8	9,8	9,4	9,3	9,3	8,3
50–59	Männer	8,7	9,2	9,5	10,0	10,1	10,6	10,8	11,3	11,9	11,3
	Frauen	9,6	9,8	9,9	10,3	10,4	10,6	10,8	10,9	11,3	10,3
	gesamt	9,3	9,6	9,7	10,2	10,3	10,6	10,8	11,1	11,5	10,6
60–69	Männer	12,3	12,9	13,4	14,0	14,5	15,1	15,8	16,4	17,3	16,4
	Frauen	11,7	12,0	12,2	12,6	12,8	13,3	13,5	13,9	14,6	13,5
	gesamt	11,9	12,3	12,7	13,1	13,4	14,0	14,3	14,9	15,6	14,6
70–79	Männer	16,5	17,2	17,8	18,4	19,5	20,4	21,5	22,5	24,2	23,2
	Frauen	15,4	15,9	16,4	17,1	17,6	18,6	19,3	20,0	21,2	19,7
	gesamt	15,8	16,4	16,9	17,5	18,3	19,2	20,1	20,9	22,3	21,0
80–89	Männer	21,0	21,8	22,5	23,6	24,7	25,6	26,9	28,4	30,1	28,7
	Frauen	20,4	21,3	21,9	22,9	23,7	24,9	26,0	27,0	28,2	26,5
	gesamt	20,6	21,5	22,1	23,1	24,0	25,1	26,3	27,4	28,8	27,3
90+	Männer	23,9	24,2	25,3	25,9	27,0	28,1	29,7	30,6	32,9	31,6
	Frauen	24,0	25,0	26,0	26,8	27,9	28,7	29,8	31,1	32,0	29,9
	gesamt	24,0	24,8	25,9	26,6	27,7	28,5	29,8	31,0	32,2	30,3
gesamt	Männer	12,6	13,2	13,6	14,2	14,7	15,3	16,0	16,7	17,7	16,8
	Frauen	13,8	14,1	14,4	14,8	15,0	15,6	15,9	16,4	17,1	15,7
	gesamt	13,4	13,8	14,1	14,6	14,9	15,5	16,0	16,5	17,3	16,1

Quelle: BARMER-Daten 2021; Durchgängig 2011 bis 2020 BARMER-Versicherte, 40 Jahre und älter in 2020; gesamt n = 4.480.720, Männer n = 1.656.240, Frauen n = 2.824.480

Diese Altersabhängigkeit zeigt sich auch in der Analyse des Anteils der Patienten mit mindestens einem vollstationären Behandlungsfall innerhalb eines Jahres nach Altersgruppen und Geschlecht.

Tabelle 2.28: Perzentile der Anzahl vollstationärer Krankenhausaufenthalte in der Lebensdekade 2011 bis 2020

Alter in Jahren	Geschlecht	Perzentile der Anzahl vollstationärer Krankenhausaufenthalte in 10 Jahren										
		1	10	20	30	40	Median	60	70	80	90	99
40–49	Männer	0	0	0	0	0	0	1	1	2	3	10
	Frauen	0	0	0	0	0	1	1	2	2	4	10
	gesamt	0	0	0	0	0	1	1	1	2	3	10
50–59	Männer	0	0	0	0	0	1	1	1	2	4	12
	Frauen	0	0	0	0	0	1	1	1	2	4	11
	gesamt	0	0	0	0	0	1	1	1	2	4	11
60–69	Männer	0	0	0	0	1	1	2	2	3	5	15
	Frauen	0	0	0	0	1	1	1	2	3	5	13
	gesamt	0	0	0	0	1	1	1	2	3	5	14
70–79	Männer	0	0	0	1	1	2	3	4	5	7	17
	Frauen	0	0	0	1	1	2	2	3	4	6	16
	gesamt	0	0	0	1	1	2	2	3	4	7	16
80–89	Männer	0	0	1	1	2	3	4	5	6	9	18
	Frauen	0	0	1	1	2	2	3	4	6	8	18
	gesamt	0	0	1	1	2	3	3	4	6	8	18
90+	Männer	0	0	1	2	3	3	4	5	7	9	17
	Frauen	0	0	1	2	2	3	4	5	6	9	17
	gesamt	0	0	1	2	2	3	4	5	6	9	17
gesamt	Männer	0	0	0	0	1	1	2	2	4	6	15
	Frauen	0	0	0	0	1	1	2	2	3	5	14
	gesamt	0	0	0	0	1	1	2	2	3	6	15

Quelle: BARMER-Daten 2021; Durchgängig 2011 bis 2020 BARMER-Versicherte, 40 Jahre und älter in 2020; gesamt n = 4.480.720, Männer n = 1.656.240, Frauen n = 2.824.480

Das obere Zehntel der ab 80-jährigen Versicherten hatte 8–9 und mehr stationäre Krankenhausaufenthalte während der Dekade.

Die oberen 10 % der Versicherten ab 40 Jahre hatten 6 und mehr Krankenhausaufenthalte während einer Dekade.

Etwa jeder sechste bis fünfte Versicherte der Altersgruppe 70 bis 79 Jahre wurde innerhalb eines Jahres stationär aufgenommen. Bei den 80- bis 89-Jährigen ist etwa jeder fünfte bis vierte Versicherte und bei den zumindest 90-jährigen Versicherten jeder vierte bis fast jeder dritte Versicherte innerhalb eines Jahres stationär behandelt worden (Tabelle 2.27). Der Anstieg über die Jahre ist darauf zurückzuführen, dass die Versicherten im betrachteten Zehn-Jahres-Zeitraum altern.

Betrachtet man die Perzentilen der Häufigkeit stationärer Krankenhausbehandlung innerhalb einer Lebensdekade unter Berücksichtigung von Alter und Geschlecht, zeigt sich, dass über alle Altersgruppen drei Zehntel der Studienpopulation keinen Krankenhausaufenthalt und das oberste Zehntel sechs und mehr Krankenhausaufenthalte hatte (Tabelle 2.28).

Rund 65 % aller Versicherten ab 40 Jahre hatten innerhalb der vorangegangenen 10 Jahre eine vollstationäre Krankenhausbehandlung.

Das obere Zehntel der ab 80-jährigen Versicherten hatte acht bis neun und mehr stationäre Krankenhausaufenthalte während der Dekade. Sechs Prozent der zumindest 80-jährigen Versicherten hatten mehr als zehn stationäre Krankenhausbehandlungen während der betrachteten Lebensdekade (siehe Tabelle 2.29).

Tabelle 2.29: Kumulative Häufigkeiten der Anzahl vollstationärer Krankenhausaufenthalte in der Lebensdekade 2011 bis 2020

Alter in Jahren	Geschlecht	Anteil Versicherter mit mehr als ... vollstationären Krankenhausaufenthalten in 10 Jahren in Prozent										
		mind. 1	mehr als 1	mehr als 2	mehr als 3	mehr als 4	mehr als 5	mehr als 6	mehr als 7	mehr als 8	mehr als 9	mehr als 10
40–49	Männer	43,2	20,6	11,1	6,6	4,3	3,0	2,2	1,7	1,3	1,0	0,8
	Frauen	59,2	33,0	17,8	10,0	6,0	3,9	2,7	2,0	1,5	1,2	0,9
	gesamt	52,6	27,9	15,0	8,6	5,3	3,5	2,5	1,8	1,4	1,1	0,9
50–59	Männer	52,4	29,1	17,2	10,8	7,3	5,1	3,7	2,7	2,1	1,6	1,3
	Frauen	52,7	28,9	16,8	10,3	6,8	4,7	3,3	2,5	1,9	1,5	1,2
	gesamt	52,6	29,0	16,9	10,5	7,0	4,8	3,5	2,6	2,0	1,5	1,2
60–69	Männer	65,0	42,6	28,3	19,2	13,5	9,7	7,1	5,3	4,1	3,1	2,5
	Frauen	60,3	36,9	23,0	15,0	10,1	7,1	5,1	3,8	2,9	2,2	1,7
	gesamt	62,1	39,0	25,0	16,6	11,4	8,1	5,9	4,4	3,3	2,6	2,0

Alter in Jahren	Geschlecht	Anteil Versicherter mit mehr als … vollstationären Krankenhausaufenthalten in 10 Jahren in Prozent										
		mind. 1	mehr als 1	mehr als 2	mehr als 3	mehr als 4	mehr als 5	mehr als 6	mehr als 7	mehr als 8	mehr als 9	mehr als 10
70–79	Männer	77,0	56,9	41,4	30,0	22,0	16,3	12,2	9,3	7,1	5,6	4,3
	Frauen	72,4	50,9	35,3	24,8	17,6	12,8	9,4	7,0	5,3	4,1	3,2
	gesamt	74,0	53,0	37,5	26,6	19,2	14,0	10,4	7,9	6,0	4,6	3,6
80–89	Männer	85,4	68,9	53,8	41,2	31,3	23,7	18,0	13,8	10,5	8,1	6,3
	Frauen	83,0	65,4	49,9	37,5	28,1	21,0	15,8	12,0	9,1	7,0	5,4
	gesamt	83,8	66,6	51,2	38,8	29,2	21,9	16,6	12,6	9,6	7,4	5,7
90+	Männer	89,4	74,9	60,1	46,7	35,6	26,8	20,1	15,0	11,2	8,4	6,3
	Frauen	89,5	74,8	59,8	46,1	34,9	26,0	19,3	14,4	10,7	7,9	5,9
	gesamt	89,4	74,9	59,9	46,2	35,1	26,2	19,5	14,5	10,9	8,0	6,0
gesamt	Männer	63,5	42,2	28,9	20,3	14,7	10,7	8,0	6,1	4,7	3,6	2,8
	Frauen	65,1	42,7	28,4	19,4	13,7	9,9	7,2	5,4	4,1	3,1	2,4
	gesamt	64,5	42,5	28,6	19,8	14,0	10,2	7,5	5,7	4,3	3,3	2,6

Quelle: BARMER-Daten 2021; Durchgängig 2011 bis 2020 BARMER-Versicherte 40 Jahre und älter in 2020; gesamt n = 4.480.720, Männer n = 1.656.240, Frauen n = 2.824.480

2.3.3 Zusammenfassende Betrachtung der Komplexität der Arzneimitteltherapie

Die dargestellten Analysen ergeben ein gutes Bild von der Komplexität der über einen Zeitraum von zehn Jahren erfolgten Arzneimitteltherapie BARMER-Versicherter ab 40 Jahren. Da es ex ante nicht möglich ist, zu entscheiden, welche Informationen zu einem späteren Zeitpunkt für arzneitherapeutische Entscheidungen wichtig und zu berücksichtigen sind, müssen alle Informationen zur Arzneimitteltherapie chronologisch dokumentiert werden und für behandelnde Ärzte und Arzneimittel abgebende Apotheker verfügbar sein. Bei einem Patienten, der nach Gabe eines Antibiotikums einen anaphylaktischen Schock erlitten hat, sollte die Information zu auslösendem Arzneimittel und Art der Reaktion selbstverständlich dauerhaft verfügbar sein und nicht nach einer gewissen Zeit „verschwinden". Das Beispiel zeigt, dass die ja schon beeindruckende Menge der aus Routinedaten auslesbaren Informationen zur Arzneimitteltherapie einen großen Teil, aber nicht die Gesamtheit der für eine sichere Arzneimitteltherapie benötigten Informationen darstellen.

Für Entscheidungen zur Arzneimitteltherapie benötigt der Arzt die Kenntnis über aktuelle und frühere Behandlungen.

2.3.3.1 Komplexität der Arzneimitteltherapie des durchschnittlichen Patienten

Die Kenntnis der Gesamtmedikation ist Voraussetzung für eine sichere Verordnung durch den Arzt. „Um unerwünschte Wechselwirkungen durch ungeeignete Kombinationen von Arzneimitteln zu vermeiden, muss der Arzt die Gesamtmedikation des Patienten zum Verordnungszeitpunkt kennen" (AkdÄ, 2020).

Vollständigkeit der Dokumentation der Arzneimitteltherapie ist nur durch automatisierte, digitale Prozesse zu erreichen.

Bereits die Zehn-Jahres-Betrachtung der Arzneimitteltherapie des durchschnittlichen Versicherten zeigt eine so beachtliche Menge von Informationen, die ein behandelnder Arzt kennen und berücksichtigen muss, um Patienten sicher zu behandeln, dass die Vollständigkeit der Dokumentation nur durch automatisierte, digitale Prozesse zu erreichen ist.

Eine arztübergreifende Dokumentation der Arzneimitteltherapie ist zwingende Voraussetzung für AMTS.

Bei Versicherten wurden im Durchschnitt innerhalb von zehn Jahren Diagnosen aus 37 verschiedenen Diagnosegruppen gestellt. Diese beinhalten sowohl akute als auch chronische und medikamentös sowie nichtmedikamentös zu behandelnde Erkrankungen. Im Durchschnitt wurden Versicherte innerhalb einer Lebensdekade in 21 verschiedenen Arztpraxen behandelt, wobei im Durchschnitt Ärzte aus sieben verschiedenen Praxen verschreibungspflichtige Arzneimittel verordneten. Eine arztübergreifende Dokumentation der Arzneimitteltherapie ist damit zwingende Voraussetzung für AMTS.

Im Durchschnitt erhielten Patienten in dieser Zeit 20 verschiedene Wirkstoffe und 113 verordnete Arzneimittelpackungen auf 76 Rezepten. Im Mittel hatte ein Versicherter 68 Arztkontakte mit Arzneimittelverordnung in zehn Jahren und damit im Durchschnitt sieben pro Jahr.

Die für eine adäquate pharmazeutische Beratung erforderliche Kenntnis der Gesamtmedikation fehlt dem Apotheker häufig.

Bezogen wurden diese Arzneimittel im Durchschnitt in sechs Apotheken. Im Mittel haben die Versicherten dabei maximal 62 Prozent ihrer Rezepte bei einer Apotheke eingelöst. Nur 5,6 Prozent aller Versicherten haben innerhalb der vorangehenden zehn Jahre ihre verordneten Arzneimittel in nur einer Apotheke bezogen. Häufig liegt dem Apotheker als Grundlage für die Beratung daher nur das aktuelle Rezept – auf dem bei BARMER-Versicherten durchschnittlich 1,5 Arzneimittelpackungen verordnet wurden – und auch kein Medikationsplan vor. Die für adäquates Risikomanagement durch pharmazeutische Beratung erforderliche Kenntnis der Gesamtmedikation fehlt damit regelhaft.

Frauen erhielten im Vergleich zu den Männern in der Lebensdekade vier verschiedene Arzneimittelwirkstoffe mehr. Sie hatten elf Arztbesuche mit Arzneimittelverordnung mehr, bei denen elf Rezepte mehr ausgestellt und zehn Arzneimittelpackungen mehr verordnet wurden. An der Arzneimittelverordnung war im Mittel eine Arztpraxis mehr beteiligt und sechs Arztpraxen mehr an der Gesamtbehandlung. Bei den Frauen wurden im Mittel sieben Diagnosen mehr dokumentiert. Sie suchten eine Apotheke mehr auf, um ihre Arzneimittelverordnungen einzulösen.

Vollstationär im Krankenhaus waren die Versicherten in der Lebensdekade im Mittel zweimal. Bei der mittleren Anzahl der Krankenhausaufenthalte in der Lebensdekade lagen die Frauen mit 2,1 knapp hinter den Männern mit 2,2.

Abbildung 2.8: Komplexität der Arzneimitteltherapie in zehn Jahren

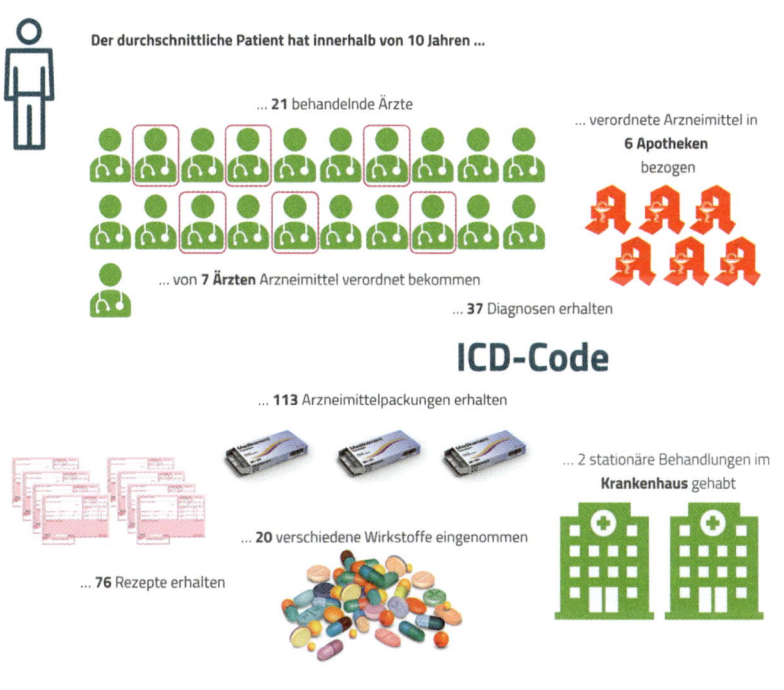

Der durchschnittliche Patient hat innerhalb von 10 Jahren ...

... **21** behandelnde Ärzte

... verordnete Arzneimittel in **6 Apotheken** bezogen

... von **7 Ärzten** Arzneimittel verordnet bekommen

... **37** Diagnosen erhalten

ICD-Code

... **113** Arzneimittelpackungen erhalten

... 2 stationäre Behandlungen im **Krankenhaus** gehabt

... **20** verschiedene Wirkstoffe eingenommen

... **76** Rezepte erhalten

Quelle: eigene Darstellung, © AdobeStock/rcx, BARMER-Daten 2011–2020

Die aufgeführten Informationen müssen bei stationärer Krankenhausaufnahme dem Krankenhausarzt verfügbar gemacht werden, um Behandlungsfehler aufgrund von Informationsdefiziten zu vermeiden. Dass es einem „durchschnittlichen Patienten" möglich ist, diese Informationen parat zu haben und bei Aufnahme dem Arzt mitzuteilen, ist unrealistisch und entspricht nicht den Ergebnissen wissenschaftlicher Studien hierzu (Tam et al., 2005).

Auch wird es einem „durchschnittlichen Patienten" nicht möglich sein, diese Informationen zusammenzutragen und mit Hilfe seiner Ärzte in seine elektronische Patientenakte (ePA) zu speichern. Vollständigkeit ist aber eine wichtige Determinante des Nutzens der ePA.

2.3.3.2 Maximal abzubildende Komplexität der Arzneimitteltherapie

Aber nicht nur durchschnittliche, sondern auch Patienten mit besonders komplexer Therapie sind bei der digitalen Unterstützung der Behandlungsprozesse zu berücksichtigen.

Die bezüglich der Arzneimitteltherapie komplexesten zehn Prozent der Versicherten haben nicht 37, sondern 60 und mehr Diagnosen, die bei ihnen innerhalb von zehn Jahren gestellt wurden. Sie wurden in dieser Zeit von mindestens 35 verschiedenen Arztpraxen ambulant behandelt, von denen 13 und mehr verschiedene Praxen Arzneimittel verordneten. Dabei kamen 38 und mehr verschiedene Arzneimittelwirkstoffe zur Anwendung, wobei 270 und mehr Arzneimittelpackungen auf 170 und mehr Rezepten in der betrachteten Dekade verordnet wurden. Bezogen wurden die Arzneimittel in mindestens elf verschiedenen Apotheken. Während dieser Zeit waren die Patienten zudem durchschnittlich sechsmal und öfter in stationärer Behandlung.

Abbildung 2.9: Komplexität der Arzneimitteltherapie der oberen zehn Prozent der Patienten

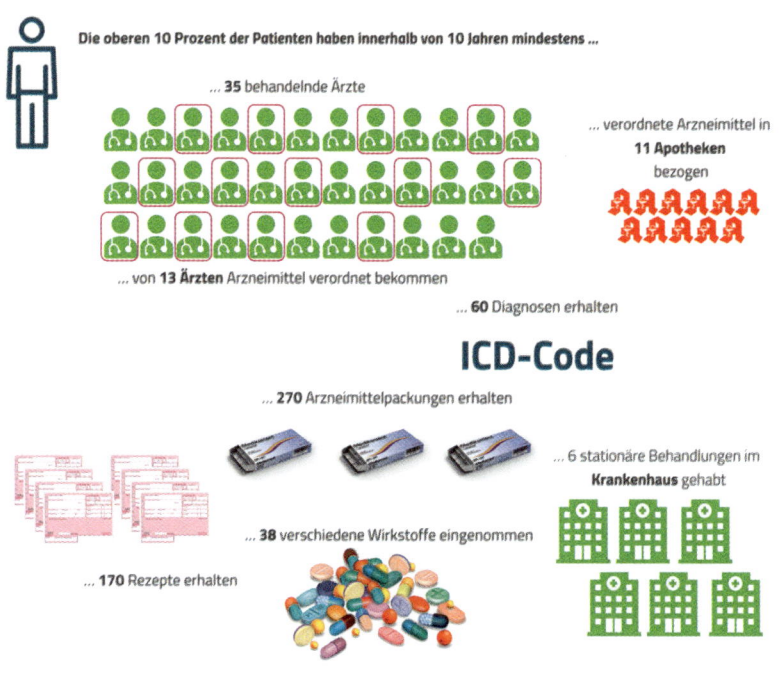

Quelle: eigene Darstellung, © AdobeStock/rcx, BARMER-Daten 2011–2020

Die oberen zehn Prozent der Versicherten ab 90 Jahren hatten 224 Arztbesuche mit Arzneimittelverordnung während der vorangehenden zehn Jahre. Dabei erhielten sie 257 Rezepte, auf denen 404 und mehr Arzneimittelpackungen verordnet wurden.

Das obere Zehntel der ab 80-jährigen Versicherten hatte acht bis neun und mehr stationäre Krankenhausaufenthalte während der Dekade. Eine im Krankenhaus erfolgende Arzneimitteltherapie ist potenziell deutlich komplexer als die ambulante Arzneimitteltherapie, aber in den Routinedaten der Krankenkasse nicht abgebildet und damit nicht auswertbar.

Stationäre Arzneimitteltherapie ist bei den Auswertungen nicht erfasst.

Tabelle 2.30: Perzentile der Inanspruchnahme in der Lebensdekade 2011 bis 2020

Perzentile der/des ...	Perzentile in der Lebensdekade 2011 bis 2020										
	1	10	20	30	40	Median	60	70	80	90	99
Anzahl verschiedener dokumentierter Diagnosegruppen	3	16	22	27	32	36	41	46	52	60	80
Anzahl verschiedener behandelnder Arztpraxen	1	8	11	14	17	19	22	25	29	35	53
Anzahl verschiedener arzneimittelverordnender Arztpraxen	0	2	3	4	5	6	7	9	10	13	21
Anzahl Arztbesuche mit Verordnung	0	7	15	27	40	52	66	84	108	148	283
Anzahl ausgestellte Rezeptblätter	0	7	16	28	42	55	72	93	122	170	339
Anzahl verordnete Arzneimittelpackungen	0	8	18	33	51	73	100	135	185	270	563
Anzahl verschiedener Wirkstoffe (ATC 7-stellig)	0	5	8	11	14	17	21	24	30	38	61
Anzahl verschiedener Arzneimittelgruppen (ATC 3-stellig)	0	4	6	7	9	11	12	14	16	20	28
Anzahl verschiedener Apotheken	0	2	3	4	4	5	6	7	9	11	19
maximalen Anteils bei einer Apotheke eingelöster Rezepte	20	33	40	47	53	60	68	77	88	97	100
Anzahl vollstationärer Krankenhausaufenthalte	0	0	0	0	1	1	2	2	3	6	15

Quelle: BARMER-Daten 2021; Durchgängig 2011 bis 2020 BARMER-Versicherte, 40 Jahre und älter in 2020; n = 4.480.720

1.886 Arzneimittelwirkstoffe in 458.348 gleichzeitig verordneten Kombinationen von 2 Wirkstoffen wurden 2020 verordnet.

Auch die Vielzahl tatsächlich verordneter Arzneimittelkombinationen ist beeindruckend. Die Analysen zeigen, dass im Jahr 2020 BARMER-Versicherten 1.886 verschiedene Wirkstoffe verordnet wurden. 2.232.331 Versicherte und damit ein Viertel der bei der BARMER versicherten Patienten und jeder zweite mindestens 70-jährige Versicherte waren von Polypharmazie betroffen, das heißt, sie erhielten gleichzeitig Verordnungen von fünf oder mehr Arzneimittelwirkstoffen. Fast jeder zweite BARMER-Versicherte (44 Prozent) und acht bis neun von zehn der 70-jährigen und älteren Versicherten haben Anspruch auf den bundeseinheitlichen Medikationsplan.

AMTS durch Vermeidung von ungeeigneten Arzneimittelkombinationen ist ohne digitale Unterstützung des Arztes bei der Verordnung nicht zu erreichen.

BARMER-Versicherte wurden im Jahr 2020 dabei mit 458.348 verschiedenen gleichzeitig verordneten Kombinationen von zwei Arzneimittelwirkstoffen behandelt.

2.3.3.3 Konsequenzen der Komplexität der Arzneimitteltherapie für ihre digitale Unterstützung

Die Analysen zeigen, dass der Umfang der zu beachtenden Daten zur Arzneimitteltherapie des einzelnen Patienten so groß ist, dass er nur durch digitale Unterstützung zu beherrschen ist. Es ergeben sich damit folgende Erkenntnisse und Anforderungen und die digitale Unterstützung der Arzneimitteltherapie.

1. Die Dokumentation der Arzneimitteltherapie muss die Veränderungen über die Zeit abbilden, da deren Kenntnis für Therapieentscheidungen bedeutsam ist.

   Der BMP ist unzureichend als Instrument zur Abbildung der Arzneimitteltherapie. Die Abbildung der aktuell erfolgenden Arzneimitteltherapie ist eine notwendige, aber keine hinreichende Voraussetzung für Arzneimitteltherapiesicherheit. Notwendig ist die chronologische Dokumentation der über die Zeit erfolgenden Therapien.

2. Die Menge der Informationen zur Arzneimitteltherapie erfordert eine automatisierte Speicherung zum Patienten.

   Würde der Arzt seine Verordnungen auf dem Rezept zusätzlich manuell zum Patienten dokumentieren, würde dies 3,7 Millionen Stunden ärztliche Arbeit jedes Jahr erfordern. Das entspricht 2.207 Vollzeitstellen (Annahme: Dokumentationsaufwand 30 Sekunden pro Rezept).

   Genauso wenig ist es realistisch, anzunehmen, dass Patienten oder ihre behandelnden Ärzte weitere behandlungsrelevante Informationen händisch in die ePA einstellen können. Weder ist die dafür erforderliche Zeit verfügbar, noch würde die Vollständigkeit gewährleistet sein.

   Ein leere ePA ist nutzlos, eine unvollständige wenig hilfreich.

3. Routinedaten der gesetzlichen Krankenversicherungen enthalten wichtige und für jeden Versicherten verfügbare behandlungsrelevante Informationen und sollten zur Behandlungsunterstützung und Befüllung der ePA genutzt werden.

   Routinedaten der gesetzlichen Krankenversicherungen enthalten bezüglich verordneter und abgegebener Arzneimittel, gestellter Diagnosen und behandelnder Ärzte vollständige und validierte Informationen für alle Versicherten, die zur Verbesserung von Behandlungssicherheit und Behandlungseffizienz für den Arzt als Informationsquelle nutzbar gemacht werden sollten. Für die Nutzung von Kassendaten zur Anamneseunterstützung bei Krankenhausaufnahme ist eine Verringerung von behandlungsrelevanten Informationsdefiziten, Anamnese- und Folgefehlern belegt (Glintborg et al., 2008; Phansalkar et al., 2015). Bei 60 Prozent der Patienten kann die Nutzung von Krankenkassendaten Behandlungsfehler vermeiden (Pevnick et al., 2016).

4. Elektronische Unterstützung bei der Prüfung von Arzneimittelverordnungen und Arzneimittelkombinationen sollte dem Arzt regelhaft zur Verfügung stehen und genutzt werden, um AMTS zu ermöglichen.

AMTS ist ohne elektronische Unterstützung des Arztes bei der Prüfung von Arzneimittelverordnungen und Arzneimittelkombinationen nicht zu gewährleisten. Ärzte erkennen ohne elektronische Unterstützung nur jede zweite gefährliche oder kontraindizierte Arzneimittelkombination (Glassman et al., 2002). Auch fehlerhafte Dosierungen werden unzureichend erkannt (Ashcroft et al., 2015), insbesondere bei eingeschränkter Nierenfunktion (Falconnier et al., 2001; Vessal, 2010).

Die Implementierung computergestützter Verordnung für Ärzte in Verbindung mit klinischer Entscheidungsunterstützung (CDS, Clinical Decision Support) ist die effektivste Fehlerverhütungsstrategie zur Vermeidung von Verordnungsfehlern. Fehler werden reduziert, indem das System den Ärzten Dosierungsvorschläge zur Verfügung stellt, sie bei der Berechnung und Überwachung unterstützt, sie auf schädliche Wechselwirkungen zwischen Medikamenten und zwischen Medikamenten und Erkrankungen sowie auf Medikamentenallergien oder Unverträglichkeiten hinweist (Rind et al., 1994; Shabot et al., 2000; Tate et al., 1990). Shamliyan und Mitarbeiter fanden heraus, dass die Verwendung dieser Systeme mit einer 66-prozentigen Reduktion der Medikationsfehler bei Erwachsenen (OR: 0,34) und mit einem ähnlichen Effekt bei Kindern verbunden war (Shamliyan et al., 2008). Diese CPOE/CDS-Systeme trugen auch zu einer statistisch signifikanten Reduktion der Anzahl unerwünschter Arzneimittelereignisse in fünf Studien bei (Wolfstadt et al., 2008).

2.4 Digitale Unterstützung der Arzneimitteltherapie zur Behebung von Versorgungsdefiziten und zur Verbesserung der Behandlungseffizienz

Digitalisierung ist kein Selbstzweck, sondern muss einen Beitrag dazu leisten, dass die Ziele der Behandlung – hier mit Arzneimitteln – besser und sicherer erreicht werden. Arzneimitteltherapie hat das Ziel, die Gesundheit der Versicherten zu erhalten, wiederherzustellen oder ihren Gesundheitszustand zu verbessern. Dabei unterliegen digital unterstützte Leistungen, wie alle anderen Leistungen, dem Wirtschaftlichkeitsgebot gemäß § 2 Absatz 4 SGB V. Digitalisierung ohne Zusatznutzen im Vergleich zur bisherigen Routineversorgung und um jeden Preis ist daher nicht das Ziel.

Zusatznutzen bedeutet, dass digitale Unterstützung der Arzneimitteltherapie im Vergleich zur bisherigen weitgehend analogen Routineversorgung bessere Behandlungsergebnisse und Behandlungssicherheit, höhere Behandlungseffizienz sowie Akzeptanz bei und Empowerment von Patienten erreichen muss. Nach diesen Kriterien sind digitale Versorgungselemente zu beurteilen. Beginnen muss die Diskussion digital unterstützter Arzneimitteltherapie daher mit der Betrachtung aktuell bestehender Versorgungsdefizite. Hierzu werden beispielhaft, aber längst nicht erschöpfend, einige Beispiele aus der Praxis für aktuell ungenügend kontrollierte, aber prinzipiell vermeidbare Risiken der Arzneimitteltherapie dargestellt.

2.4.1 Ungenügend kontrollierte Risiken der Arzneimitteltherapie: Patientenbeispiele und Faktencheck

Erstes Fallbeispiel: Kombination von kontraindizierten Arzneimitteln aufgrund fehlender Übersicht über die Gesamtmedikation bei der Verordnung.

Wegen Atembeschwerden und Fieber stellte sich ein 35-jähriger Patient bei seinem Hausarzt vor. Dieser diagnostizierte eine bakterielle Bronchitis und verordnete dem Patienten das für diese Anwendung zugelassene Antibiotikum Azithromycin, ein für den Patienten einfach anzuwendendes Antibiotikum. Wegen des langsamen Abbaus des Wirkstoffs im Körper (Halbwertzeit zwei bis vier Tage) bewirkt die Einnahme über drei Tage eine ausreichende Konzentration des Arzneimittels über mehr als eine Woche. Zwei Tage nach Beginn der Therapie wurde der Patient stationär wegen Verschlechterung des Allgemeinzustands im Krankenhaus aufgenommen. Am Tag nach der Aufnahme wurde er morgens leblos im Bett gefunden. Bei fehlenden Hinweisen auf eine andere Todesursache und einer QT-Intervallverlängerung im EKG bei Aufnahme wurde plötzlicher Herztod als Todesursache festgestellt. Was war passiert? Der Hausarzt wusste nicht, dass der Patient vom behandelnden Neurologen Citalopram als Antidepressivum verordnet bekommen hatte. Beide Arzneimittel dürfen nicht zeitgleich angewendet werden, weil dies mit dem Risiko eines plötzlichen Herztods verbunden ist.

Die Kombination der verordneten Arzneimittel ist gemäß Fachinformation für Citalopram kontraindiziert. Die „Klug entscheiden"-Initiative listet die Kombination von Citalopram/ Escitalopram mit Makrolidantibiotika unter den „No-Gos bei Medikamentenkombis" (Hasenfuss et al., 2021). Die Kenntnis der Gesamtmedikation des Patienten ist notwendige Voraussetzung für den Arzt, um vermeidbare Patientenschädigung durch ungeeignete Kombination von Arzneimitteln ausschließen zu können.

Faktencheck:

Plötzlicher Herztod ist ein meist ohne bekannte kardiale Vorerkrankung auftretender Sekundentod, an dem jährlich neun bis zehn von 10.000 Menschen (meist im mittleren Lebensalter) versterben, so eine Untersuchung aus den Niederlanden (Gorgels et al., 2003). Das entspricht 40 Todesfällen durch plötzlichen Herztod täglich in den Niederlanden, einem Land mit einem Fünftel der Einwohnerzahl Deutschlands (Straus et al., 2004). Plötzlicher Herztod kann auch durch Arzneimittel verursacht werden, die Veränderungen der kardialen Erregungsleitung bewirken – erkennbar an der Verlängerung des QT-Intervalls im EKG (Haverkamp et al., 2002). Bei ihnen besteht das Risiko potenziell tödlicher Herzrhythmusstörungen, sogenannter Torsade-de-Pointes-Arrhythmien. Da das Risiko durch Kombination mehrerer QT-Intervall-verlängernder Arzneimittel noch gesteigert werden kann, sind solche Kombinationen zu vermeiden und zum Teil explizit kontraindiziert.

Das Risiko ist bei Citalopram so relevant, dass das Bundesinstitut für Arzneimittel und Medizinprodukte (BfArM) als Zulassungsbehörde für Arzneimittel in Deutschland 2011 pharmazeutische Hersteller zur Versendung einer diesbezüglichen Risikoinformation als Rote-Hand-Brief verpflichtet hat, in dem auch auf die Kontraindikation für eine Kombination mit weiteren QT-Intervall-verlängernden Arzneimitteln hingewiesen wird (BfArM, 2011). Wegen der Dosisabhängigkeit des Risikos hat die Bundesoberbehörde außerdem die Zulassung für die höchste Einzeldosisstärke (60 Milligramm) von Citalopram widerrufen.

Dass Hinweise auf Risiken durch Zulassungsbehörden kein ausreichendes Instrument zur Veränderung des Verordnungsverhaltens von Ärzten sind, ist gut belegt (Lledo et al., 2007; Mazor et al., 2005; Theophile et al., 2011; Weatherby et al., 2001). Bisher ist nicht sichergestellt, dass behandelnde Ärzte von Patienten, die von aktuellen Risikowarnungen betroffen sind, diese zeitnah erhalten und in Bezug setzen zu dem behandelten Patienten. Risikowarnungen haben daher bisher eine unzureichende verordnungsmodifizierende Wirkung (Desai et al., 2012; Singh & Nayak, 2015). Analysen des BARMER Arzneimittelreports 2018 haben gezeigt, dass von 209.242 BARMER-Versicherten, die Citalopram erhielten, 4.357 Versicherte gleichzeitig eine Verordnung von Azithromycin erhielten. Eine Studie zeigte, dass 39 Prozent der Patienten mit QT-Intervall-verlängernden Arzneimitteln mehr als eines dieser Arzneimittel gleichzeitig erhielten (Zeltser et al., 2003). Auch hier zeigt sich, dass ein relevanter Anteil der Patienten die kontraindizierten Wirkstoffe bei bestehender Citalopram/Escitalopram-Therapie erhalten hat (Roden, 2004).

Zweites Fallbeispiel: **Therapie mit potenziell teratogenem Arzneimittel in der Frühschwangerschaft**

Eine 28-jährige Patientin wurde wegen einer seit Jahren bestehenden Epilepsie durch ihren Neurologen medikamentös behandelt. Sie erhielt als Antiepileptikum Valproinsäure und war darunter seit längerer Zeit anfallsfrei. Die Therapie war für sie zur Routine geworden. Valproinsäure – eingenommen in der Frühschwangerschaft – verzehnfacht das Risiko grobstruktureller Missbildungen des Kindes. Nach Eintritt einer nicht geplanten, aber nicht unerwünschten Schwangerschaft stellte sich die junge Frau bei ihrer Gynäkologin vor. Zu diesem Zeitpunkt war sie in der achten Schwangerschaftswoche, und die kritische Zeit der Organogenese des Kindes war fast abgeschlossen.

Faktencheck:

Die Zeit von der Einnistung in die Gebärmutter, die etwa zwei Wochen nach der Befruchtung erfolgt, bis etwa acht Wochen nach der Befruchtung wird als Embryonalphase bezeichnet. In diesem Zeitraum findet die hauptsächliche Entwicklung der meisten Organe statt. In dieser Phase ist das Risiko für das Auslösen von schweren Fehlbildungen am höchsten.

Einige Therapeutika, zum Beispiel zur Behandlung der Epilepsie, sind mit erheblichen Risiken bei Anwendung in der Schwangerschaft verbunden (Pennell et al., 2020). Während Lamotrigin und Levetiracetam als die sichersten Antiepileptika in der Schwangerschaft gelten, ist Valproat teratogen und mit neurologischen Entwicklungsstörungen in 30 bis 40 Prozent der exponierten Kinder assoziiert sowie mit grobstrukturellen Missbildungen in bis zu zehn Prozent der exponierten Kinder (MHRA, 2021). Untersuchungen auf Basis des EURAP-Registers (European Registry of Antiepileptic Drugs and Pregnancy) haben gezeigt, dass Valproat das Antiepileptikum mit der höchsten Missbildungsrate war (10,3 Prozent der exponierten Schwangerschaften), weitere Antiepileptika mit erhöhtem Risiko waren Phenobarbital, Phenytoin und Carbamazepin (Tomson et al., 2019). Es wurde auch gezeigt, dass die Verordnungsrate der problematischen Antiepileptika in den 14 Jahren von 2000 bis 2013 zurückgegangen ist und parallel dazu die Rate grobstruktureller Fehlbildungen um 27 Prozent sank (Ernst, 2019).

Analysen des BARMER Arzneimittelreports 2021 haben gezeigt, dass acht von 10.000 Schwangeren 2018 im ersten Trimenon ein gesichertes oder unzweifelhaft starkes Teratogen erhalten haben (Grandt et al., 2021). 15 Schwangere erhielten Verordnungen von Valproinsäure, wobei es sich in 13 Fällen um Weiterverordnung laufender Therapie und in zwei Fällen um Neuverordnungen handelte.

Im Rahmen des BARMER Arzneimittelreports 2021 wurde auch eine Zufallsstichprobe von bei der BARMER versicherten Frauen, die innerhalb des zweiten Halbjahres 2020 ein Kind entbunden hatten, befragt. Nur 14 Prozent der 1.293 Befragten mit Arzneimitteltherapie gaben an, einen Medikationsplan zu besitzen. Lediglich 13 Prozent der Frauen mit einem Medikationsplan – das heißt zwei von 100 Frauen mit Arzneimitteltherapie – bestätigten explizit auch die Nutzung des BMP.

Bei 69 Prozent der Frauen mit ungeplanter und 31 Prozent mit geplanter Schwangerschaft wurde die Unbedenklichkeit der Arzneimitteltherapie im Falle des Eintritts einer Schwangerschaft nicht vor Konzeption mit der Patientin besprochen. Die Befragung zeigt, dass die Frauen ihre Schwangerschaft im Mittel in der fünften Schwangerschaftswoche bemerkt haben und dass die erste Besprechung der Arzneimitteltherapie mit ihrem Arzt im Mittel in der siebten Schwangerschaftswoche erfolgte. Das ist definitiv zu spät, um bei potenziell teratogener Arzneimitteltherapie Risiken von Fehlbildungen durch Prüfung zu diesem Zeitpunkt sicher zu vermeiden.

AMTS in utero, das heißt ein Schutz des ungeborenen Kindes vor vermeidbarer Schädigung durch Arzneimitteltherapie der werdenden Mutter, wird aktuell nicht gewährleistet.

Drittes Fallbeispiel: Fehlende Rückverfolgbarkeit von Arzneimitteln zum Patienten bei chargenspezifischen Risiken durch Produktionsfehler

Bei Menschen, die an einer schweren Insektengiftallergie leiden, kann es durch einen Stich zu einem allergischen Schock kommen. Typische Symptome eines allergischen Schocks sind Atemnot, Kopfschmerzen, Schwindel, Herzrasen, Bewusstlosigkeit und unbehandelt auch tödlicher Herz-Kreislauf-Stillstand. Die 48-jährige Patientin hatte, wie dies empfohlen wird, von ihrem Arzt ein Notfallmedikament zur Selbstanwendung verordnet bekommen, denn rasche Selbstbehandlung ist hier entscheidend. Das Medikament muss gespritzt werden und wird daher in einem Selbstinjektor für die Anwendung durch den darin zu schulenden Patienten verordnet. So auch hier.

Durch einen Produktionsfehler bei einer Charge dieses Arzneimittels kam es zu einem Defekt der Spritze, die dadurch funktionslos war. Statt eines lebensrettenden Notfallmedikaments trug die Patientin für sie nicht erkennbar nur eine defekte Spritze bei sich.

Leider können weder Arzt noch Apotheker feststellen, welche Patienten Spritzen aus der von dem Produktionsfehler betroffenen Charge erhalten haben. Die Rückverfolgbarkeit von Arzneimitteln zum Patienten ist bisher nicht realisiert. Es ist damit nicht möglich, exponierte Patienten zu identifizieren und vor vermeidbaren Risiken zu schützen, wenn es bei einem Arzneimittel oder einer Produktionscharge eines Arzneimittels zu entsprechenden Risikosignalen kommt. Bei Kraftfahrzeugen ist dies undenkbar, bei Arzneimitteltherapie die Regel. Im geschilderten Fall informierte der pharmazeutische Hersteller auf Veranlassung durch das BfArM Ärzte, von denen er gar nicht weiß, ob sie die Spritze jemals verordnet haben, über das Problem (BfArM, 2020). Ein hilfloser und untauglicher Versuch von Risikomanagement.

Faktencheck:

Ein Element des Risikomanagements, das bei Kraftfahrzeugen durchgängig etabliert ist, nämlich die Rückverfolgbarkeit zum Benutzer, ist bei verschreibungspflichtigen Arzneimitteln nicht gegeben. Es ist selbstverständlich, dass der Besitzer eines Autos identifiziert und informiert werden kann, wenn ein nachträglich entdeckter Produktionsmangel zur Funktionsunsicherheit seines Fahrzeugs führen kann. Da neu detektierte Risiken von Arzneimitteln und einzelne Chargen betreffende Produktionsmängel für Patienten potenziell lebensbedrohlich sein können, ist nicht nachvollziehbar, warum eine chargenspezifische Rückverfolgbarkeit von Arzneimitteln zum Patienten nicht gewährleistet wird. Während wir den Weg jeder mit einem Paketversand verschickten Sendung im Internet und in Echtzeit verfolgen können, endet die Nachverfolgbarkeit von Arzneimitteln in der Apotheke. Für den Schutz von Patienten vor vermeidbarer Schädigung ist das zu wenig.

Viertes Fallbeispiel: Fehlen notwendiger Informationen zur medizinischen Vorgeschichte bei stationärer Krankenhausaufnahme wegen lebensbedrohlicher Erkrankung

Mit dem Rettungswagen wurde eine alleinlebende 62-jährige, kaum erweckbare Patientin in die Klinik eingeliefert. Die Diagnostik zeigte ein akutes Leberversagen bei vorgeschädigter Leber als Ursache des lebensbedrohlichen Zustands. Die Patientin war bisher nicht in diesem Krankenhaus behandelt worden, Unterlagen zur medizinischen Vorgeschichte waren nicht verfügbar, Angehörige nicht bekannt. Es war Mittwochnachmittag, die Praxis des Hausarztes war geschlossen und dieser nicht erreichbar.

Die einzige für die Patientin potenziell lebensrettende Behandlung wäre eine sofortige Meldung zur Lebertransplantation. Bei akutem Leberversagen besteht die Möglichkeit, dass Patienten innerhalb eines oder weniger Tage eine Lebertransplantation angeboten werden kann. Hierzu ist es aber erforderlich, die medizinische Vorgeschichte des Patienten zu kennen, insbesondere natürlich bezüglich einer vorbestehenden Lebererkrankungen und möglicher Kontraindikationen, die eine Transplantation nicht zulassen.

Die Patientin verstarb, bevor die zur Entscheidung über eine Anmeldung zur Lebertransplantation notwendigen Informationen zur medizinischen Vorgeschichte beschafft werden konnten.

Gerade im medizinischen Notfall ist die detaillierte Kenntnis der medizinischen Vorgeschichte für den behandelnden Arzt erforderlich, um adäquate therapeutische Entscheidungen treffen zu können.

Obwohl die benötigten Informationen in den Routinedaten der Krankenkasse verfügbar sind, werden diese nicht zur Behandlungsunterstützung genutzt.

Faktencheck:

Bei etwa 20 Millionen stationären Behandlungsfällen in Deutschland sollte für die notwendige Übermittlung behandlungsrelevanter Informationen in beide Richtungen, ambulant – stationär und stationär – ambulant, ein Prozess etabliert sein, der Vollständigkeit und Fehlerfreiheit gewährleistet. Weit gefehlt: In einem Sondergutachten stellte der Sachverständigenrat für die Entwicklung im Gesundheitswesen (SVR) bereits 2012 fest, dass „bei der Einweisung von Patienten in den akutstationären Bereich in 15 Prozent der Fälle Beeinträchtigungen bei der klinischen Behandlung aufgrund unzureichender Informationen auftraten. In vier Prozent der Fälle wurde eine unmittelbare Gefährdung von Patienten aufgrund von (intersektoralen) Informationsmängeln deutlich" (SVR, 2012). Auch in seinem Gutachten 2021 sieht der SVR Deutschland weit hinter anderen Ländern bei der Digitalisierung, der Verarbeitung von Informationen und der sektorenübergreifenden Kommunikation (SVR, 2021).

Das Deutsche Krankenhausinstitut (DKI) hat 2021 im Rahmen des TOP-Projekts (siehe Kapitel 2.5.2) eine Umfrage unter Krankenhäusern in Deutschland durchgeführt, um den Stand der Digitalisierung und der AMTS sowie eine Einschätzung der neuen Versorgungsform TOP aus Sicht der Krankenhäuser abzufragen. Die Antworten von 221 an der

Umfrage teilnehmenden Kliniken, die bezüglich Größe, Trägerstatus und Lage eine ausreichend repräsentative Stichprobe darstellen, weisen auf Ursachen für die Probleme sektorenübergreifenden Informationsaustausches hin, welche durch das Krankenhauszukunftsgesetz (KHZG) allein nicht gelöst werden können.

Bei 4 von 5 Notfallpatienten fehlen für die Behandlung relevante Informationen bei Krankenhausaufnahme.

Bei vier von fünf Notfallpatienten fehlen für die Behandlung relevante Informationen bei Krankenhausaufnahme (Straub et al., 2022). Diese Informationsdefizite gefährden Patienten, weil sie zu falschen Behandlungsentscheidungen führen konnen. Außerdem induzieren diese Informationsdefizite einen erheblichen, vermeidbaren Arbeitsaufwand. Im Durchschnitt beträgt der Zeitbedarf für das Nachfordern und Besorgen fehlender Informationen 20 Minuten pro Patient mit fehlenden Unterlagen. Das ist länger als der Zeitaufwand für die Medikationsanamnese selbst, den die Krankenhäuser mit 14 Minuten pro Patient angeben.

Abbildung 2.10: Verfügbarkeit für die Behandlung notwendiger Informationen für Notfallpatienten bei Krankenhausaufnahme in Prozent der Patienten

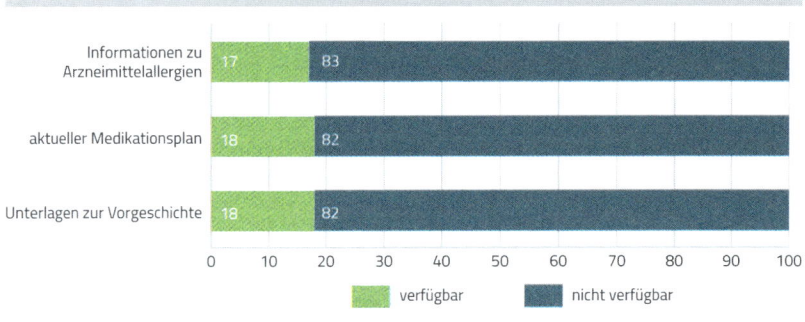

Quelle: Deutsche Medizinische Wochenschrift (Straub et al., 2022)

Für die Beschaffung fehlender Informationen zum Patienten wenden Krankenhäuser jährlich 4,5 Mio. Arbeitsstunden auf.

Nach Angaben des Instituts für das Entgeltsystem im Krankenhaus (InEK) sind 2019 rund 22,2 Millionen stationäre Krankenhausfälle über das DRG-System abgerechnet worden. Bei einem Notfallanteil von etwa 50 Prozent ergeben sich damit etwa 2,9 Millionen Arbeitsstunden für die Recherche und Beschaffung bei Aufnahme fehlender behandlungsrelevanter Informationen zur medizinischen Vorgeschichte für Notfallpatienten. Auch bei Elektivpatienten fehlen diese bei jedem zweiten bis dritten Patienten, so dass hier noch einmal 1,6 Millionen Arbeitsstunden für Informationsbeschaffung anfallen.

Insgesamt fallen damit 4,5 Millionen Arbeitsstunden jährlich für die Beschaffung grundsätzlich verfügbarer, aber bei Aufnahme fehlender Informationen an, die von Ärzten und zum Teil von Pflegekräften erbracht werden. Eine 40-Stunden-Woche angenommen, entspricht dies der Arbeitsleistung von 2.700 Vollzeitkräften.

98 Prozent der Krankenhäuser wünschen sich, behandlungsrelevante Informationen, wie zum Beispiel zur ambulanten Arzneimitteltherapie, elektronisch zu erhalten und weiterverarbeiten zu können. 96 Prozent würden diese Informationen auch gerne zum Zeitpunkt der Entlassung wieder elektronisch dem weiterbehandelnden Arzt zuleiten (Straub et al., 2022). Da dies aber fehlt, sind Informationsdefizite die Folge und die Regel. Besonders betroffen sind die vulnerabelsten Patienten: die, die als Notfall ins Krankenhaus kommen.

> 98 % der Krankenhäuser wünschen sich, Informationen zur ambulanten Arzneimitteltherapie elektronisch zu erhalten.

2.4.2 Gefährdung und vermeidbare Schädigung von Patienten: publizierte Evidenz

Die exemplarisch aufgezeigten ungenügend kontrollierten Risiken des Arzneimitteltherapieprozesses gewinnen ihre Relevanz dadurch, dass sie in relevantem Umfang zu vermeidbarer Schädigung von Patienten führen.

Ungenügend sichere Organisation des Arzneimitteltherapieprozesses

Die für eine sichere Verordnung durch den Arzt und für eine umfassende pharmazeutische Beratung durch den Apotheker erforderliche Kenntnis der Gesamtmedikation fehlt häufig. Patienten mit Multimorbidität und Polypharmazie sind besonders gefährdet, vor allem, wenn sie – was oft vorkommt – die eingenommenen Medikamente nicht benennen können. Der BARMER Arzneimittelreport 2020 zeigt: Jeder fünfte Polypharmazie-Patient hatte keinen Medikationsplan, nur 29 Prozent verfügten über den BMP. 78 Prozent dieser Patienten erhielten Verordnungen von mehr als einem Arzt. Bei jedem Dritten dieser von mehreren Ärzten behandelten Patienten war der Medikationsplan unvollständig, was das Risiko von Medikationsfehlern erhöht (Hellstrom et al., 2012; Roane et al., 2014). Selbstmedikation fehlt bei sechs von zehn Medikationsplänen. Jeder dritte Patient gab an, trotz Medikationsänderung beim Krankenhausaufenthalt keinen aktualisierten Medikationsplan erhalten zu haben (Grandt et al., 2020). Patienten vergessen häufig die Mitnahme des BMP zum Arzttermin und fühlen sich durch Unklarheit der

Zuständigkeit der Leistungserbringer für die Aktualisierung des BMP überfordert (Strauss et al., 2018). Obwohl 30 Prozent der Frauen vor der Schwangerschaft regelmäßig Arzneimittel einnehmen, gaben nur 14 Prozent der befragten Frauen an, einen Medikationsplan zu besitzen, und nur zwei von 100 Frauen im gebärfähigen Alter mit Arzneimitteltherapie verfügten über den BMP (Grandt et al., 2021). Dies aber wäre wichtig, da acht Prozent der Frauen im gebärfähigen Alter von der Verordnung eines potenziell teratogenen Arzneimittels betroffen waren. Selbst die Weiterverordnung starker Teratogene im ersten Trimenon wird nicht sicher verhindert (Grandt et al., 2021). Unzureichende Information von Patienten über ihre Medikation begünstigt Anwendungsfehler. Zwischen zwölf und bis zu 75 Prozent der Erwachsenen begehen Fehler bei der häuslichen Anwendung verordneter Medikation. Fehlende Information zur Therapie (Bartlett et al., 2008) ist eine wichtige Ursache von Patientenfehlern und vermeidbaren Arzneimittelnebenwirkungen (Mira et al., 2015; Mira et al., 2012). Nur jeder siebte befragte Patient gab an, ausreichend über die Nebenwirkungen neuer Arzneimittel aufgeklärt worden zu sein.

Fehlende Rückverfolgbarkeit abgegebener Arzneimittel zum Patienten beeinträchtigt die AMTS bei chargenspezifischen Risikosignalen. Die gesetzlich geforderte Information des Arztes über Chargennummern biologischer Arzneimittel (§ 62 Absatz 2 AMG) erfolgt nicht. Hoher Aufwand für eine Meldung einer unerwünschten Arzneimittelwirkung (UAW) durch den Arzt führt zu Underreporting (Gahr et al., 2016).

Ungenügend sicheres Erkennen vermeidbarer Verordnungsrisiken

Die ambulante Behandlung, untersucht bei Patienten zum Zeitpunkt der Krankenhausaufnahme, enthält in 28 Prozent mindestens ein zu hoch dosiertes, in 21 Prozent ein kontraindiziertes und in 13 Prozent ein nicht indiziertes Arzneimittel, und jeder vierte Patient erhält eine Arzneimittelkombination mit relevantem Interaktionsrisiko (von Kluchtzner & Grandt, 2015). Ärzte erkennen ohne elektronische Unterstützung nur jede zweite gefährliche oder kontraindizierte Arzneimittelkombination (Glassman et al., 2002) oder fehlerhafte Dosierung von Arzneimitteln (Ashcroft et al., 2015). Potenziell inadäquate Arzneimittel erhalten mindestens 22 Prozent der ab 65-Jährigen (Schubert et al., 2013). Dies ist mit erhöhtem Risiko stationärer Krankenhausaufnahme assoziiert (Endres et al., 2016).

Für elektronisch unterstützte AMTS-Prüfung wurde gezeigt, dass bis zu 83 Prozent der Verordnungsfehler vermieden werden können (Forster et al., 2003; Shamliyan et al., 2008), und Studien belegen, dass hierdurch eine signifikante Reduktion der Anzahl unerwünschter Arzneimittelereignisse erreicht werden kann (Wolfstadt et al., 2008).

Unzureichende Verfügbarkeit von behandlungsrelevanten Informationen bei stationärer Krankenhausaufnahme

Bei Krankenhausaufnahme sind für Behandlungsentscheidungen erforderliche Informationen zum Patienten unzureichend verfügbar. 70 Prozent mit bis zu acht und 90 Prozent der Patienten mit mindestens neun Arzneimitteln können keine vollständigen Angaben zur Medikation machen, und Sprachbarrieren bei Patienten mit Migrationshintergrund erhöhen das Risiko (Leal et al., 2004). Medikationspläne fehlen, sind unvollständig oder nicht aktuell (Balon & Thomas, 2011; Green et al., 2010). Bei 75 Prozent multimorbider Patienten kam es zu Fehlern bei der Weiterführung ambulanter Arzneitherapie im Krankenhaus (Alfaro-Lara et al., 2013). In 47 bis 81 Prozent enthielt die Medikationsanamnese Fehler (Balon & Thomas, 2011; Hellstrom et al., 2012), die in 54 Prozent zu Medikationsfehlern im Krankenhaus führten (Balon & Thomas, 2011; Cornish et al., 2005). 75 Prozent der Medikationsfehler im Krankenhaus gehen auf Verordnungen bei stationärer Aufnahme zurück (Ashcroft et al., 2015). Jeder vierte Patient bei Krankenhausaufnahme ist von einer vermeidbaren UAW betroffen (Kluchtzner & Grandt, 2015). 57 bis 86 Prozent dieser UAW werden nicht als Behandlungsfolge erkannt (Dormann et al., 2003a; Hohl et al., 2010; Klopotowska et al., 2013).

Patientenrelevanter Schaden durch Medikationsfehler

Medikationsfehler sind ein relevantes Problem in der ambulanten Routineversorgung (Avery et al., 2013; Hakkarainen et al., 2014; Slabaugh et al., 2010; Thomsen et al., 2007). 56 Prozent der vermeidbaren Schäden gehen auf inadäquate Verordnungen zurück (Bates et al., 1995). Ursache ist oftmals auch mangelndes Wissen des Arztes um die Anwendungsregeln zum Arzneistoff (Leape et al., 1995; Tully et al., 2009; van den Berg et al., 2009). Bis zur Hälfte der unerwünschten Arzneimittelereignisse (UAE) konnten auf Medikationsfehler zurückgeführt werden, sind also grundsätzlich vermeidbar (Dormann et al., 2003a; Hakkarainen et al., 2014; Hardmeier et al., 2004; Klopotowska et al., 2013; von Laue et al., 2003; Wasserfallen et al., 2001). Kommunikationsmängel zwischen den Sektoren, so auch zwischen Ärzten und Apothekern, gehören zu den häufigsten Faktoren, die zum Auftreten unerwünschter Ereignisse beitragen (Schmidt & Svarstad, 2002). Studien, unter anderem auch aus Deutschland und der Schweiz, legen den Schluss nahe, dass circa vier bis sieben Prozent aller Krankenhausaufnahmen als Folge von UAE erfolgen (Budnitz et al., 2006; Dormann et al., 2003b; Hardmeier et al., 2004; Lepori et al., 1999; Pirmohamed et al., 2004; Stausberg & Hasford, 2011; Wasserfallen et al., 2001). Untersuchungen zeigen, dass etwa drei bis fünf Prozent aller Todesfälle in der Bevölkerung in der Schweiz und Schweden auf UAE zurückzuführen sind (Fattinger et. al., 2020; Hardmeier et. al., 2004; Strausberg & Hasford, 2011). In Schweden wurden 14 Prozent dieser Todesfälle als vermeidbar eingestuft (Jonsson et al., 2010). Inadäquate Verordnungen führen auch zu relevanten vermeidbaren Ausgaben. Je mehr Arzneimittel ein Patient erhielt, desto größer war der Anteil nicht indizierter Verordnungen (Perre et al., 2009). Eine Studie aus Deutschland zeigte, dass 28 Prozent der Patienten ambulant ein oder mehrere zu hoch dosierte Arzneimittel, 21 Prozent ein oder mehrere kontraindizierte Arzneimittel erhielten (Kluchtzner & Grandt, 2015). Während das evidenzbasierte Verordnen Gegenstand der ärztlichen Ausbildung ist, fehlt die Anleitung zu strukturierter Prüfung und Absetzen bei Wegfall der Indikation – „Deprescribing" – noch weitgehend (O'Mahony & Parbhoo, 2020).

2.5 Weiterentwicklung der Versorgung durch die Innovationsfondsprojekte der BARMER

Mit drei durch den G-BA im Rahmen des Innovationsfonds geförderten Projekten hat die BARMER zusammen mit ihren Partnern digital unterstützte neue Versorgungsformen zur Verbesserung von Arzneimitteltherapie und AMTS konzipiert und erprobt: AdaM, TOP und eRIKA. Diese werden nachfolgend skizziert, da sie wesentliche Erkenntnisse für das Konzept einer alle Schritte und Sektoren des Arzneitherapieprozesses umfassenden Optimierung der Arzneimitteltherapie und AMTS durch digitale Unterstützung geliefert haben.

Abbildung 2.11: Zusammenwirken der neuen Versorgungsformen

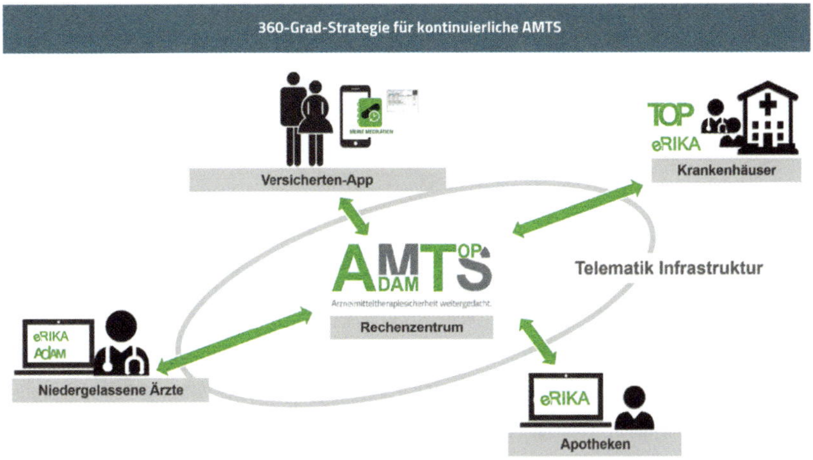

Quelle: Eigene Darstellung

2.5.1 AdAM: Verbesserung der AMTS ambulanter Patienten mit Polypharmazie

AdAM steht für „Anwendung für digital unterstütztes Arzneimitteltherapie-Management". Unter dem Förderkennzeichen 01NVF16006 wurde AdAM vom G-BA über vier Jahre aus Mitteln des Innovationsfonds zur Förderung von neuen Versorgungsformen (§ 92a Absatz 1 Satz 1 und 8 SGB V) mit 16,3 Millionen Euro gefördert.

Ziel von AdAM war die Verbesserung von Qualität, Sicherheit, Kosteneffizienz und Koordination der Arzneimitteltherapie bei multimorbiden ambulanten Patienten mit Polypharmazie. Zentrales Element des Projekts war die inhaltliche Prüfung der Arzneitherapieverordnungen von Patienten mit Polypharmazie durch den behandelnden Hausarzt, der elektronisch durch patientenspezifische Hinweise auf mögliche Risiken und Medikationsfehler unterstützt wurde sowie behandlungsrelevante Informationen zum Patienten aus Routinedaten der Krankenkasse elektronisch erhielt.

Im AdAM-Projekt wurde die Entwicklung von Behandlungsempfehlungen für Patienten mit Multimorbidität und Polypharmazie durch medizinische Fachgesellschaften – koordiniert durch die Deutsche Gesellschaft für Innere Medizin (DGIM) – begonnen (Grandt, Gamstätter & Fölsch, 2020), da Leitlinien für Einzelerkrankungen Multimorbidität unzureichend berücksichtigen (Hughes et al., 2013). Diese Empfehlungen wurden inzwischen zur S2k-Leitlinie „Arzneimitteltherapie bei Multimorbidität" bei der AWMF weiterentwickelt.

Die AMTS Hinweise umfassten die erarbeiteten Empfehlungen zum Management von Polypharmazie sowie indikations-, alters- und nierenfunktionsabhängige Dosis- und Frequenzprüfung, Prüfung auf klinisch relevante Arzneimittel-Wechselwirkungen von zwei und mehr Arzneimitteln unter Berücksichtigung von Dosis, Alter und Nierenfunktion, Arzneimittel-Erkrankungs-Wechselwirkungen, klinische relevante Kontraindikationen, potenziell altersinadäquate Arzneimitteltherapie nach PRISCUS-Liste (Holt et al., 2010) und STOPP-Kriterien (Gallaghert et al., 2011; Hamilton et al., 2011), Mehrfachtherapie mit Arzneimitteln mit QT-Intervallverlängerung und dem Risiko für plötzlichen Herztod (Astrom-Liljat et al., 2008; Ray et al., 2001), Mehrfachtherapie mit Arzneimitteln mit anticholinergen Nebenwirkungen und Hinweise auf bei Niereninsuffizienz anzupassende oder kontraindizierte Arzneimittel sowie Hinweise auf Arzneimittel, die wegen zu befürchtender gefährlicher unerwünschter Wirkungen nicht plötzlich abgesetzt oder pausiert werden dürfen. Die Hinweise dienten der Information des Arztes und der Unterstützung der ärztlichen Prüfung der Medikation und schränkten die Therapiefreiheit des Arztes nicht ein.

Bei Risikowarnungen durch Rote-Hand-Briefe wurden teilnehmenden Ärzten die aktuell von ihnen mit diesen Arzneimitteln behandelten Patienten benannt, um eine zeitnahe Risikoprüfung und ggf. Therapieanpassung zu ermöglichen.

Abbildung 2.12: Schematische Darstellung des AdAM-Prozesses

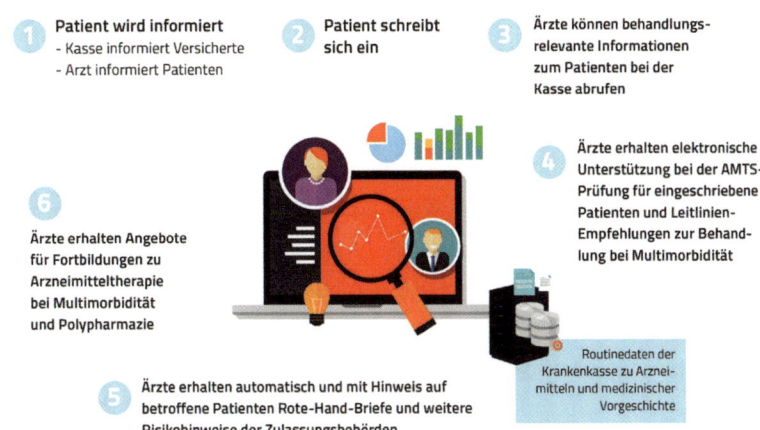

AdAM – mehr Sicherheit bei der Arzneimitteltherapie

So funktioniert das digital unterstützte Arzneimitteltherapie-Management für Patienten mit Polypharmazie

1 **Patient wird informiert**
- Kasse informiert Versicherte
- Arzt informiert Patienten

2 **Patient schreibt sich ein**

3 **Ärzte können behandlungsrelevante Informationen zum Patienten bei der Kasse abrufen**

4 Ärzte erhalten elektronische Unterstützung bei der AMTS-Prüfung für eingeschriebene Patienten und Leitlinien-Empfehlungen zur Behandlung bei Multimorbidität

6 Ärzte erhalten Angebote für Fortbildungen zu Arzneimitteltherapie bei Multimorbidität und Polypharmazie

5 Ärzte erhalten automatisch und mit Hinweis auf betroffene Patienten Rote-Hand-Briefe und weitere Risikohinweise der Zulassungsbehörden

Routinedaten der Krankenkasse zu Arzneimitteln und medizinischer Vorgeschichte

Quelle: BARMER

Eine ausführliche Beschreibung des Projekts, das als prospektiv randomisierte Studie im Stepped-Wedge-Design mit 937 teilnehmenden Ärzten und 11.293 Patienten in der Interventionsgruppe und 9.112 Patienten in der Kontrollgruppe durchgeführt wurde, findet sich im Arzneimittelreport der BARMER 2018 (Grandt et al., 2018). Das Projekt wurde in Kooperation mit der Kassenärztlichen Vereinigung Westfalen-Lippe durchgeführt. Technologiepartner war die RpDoc Solutions GmbH, Saarbrücken.

Das Projekt ist abgeschlossen und ist von einem Team unabhängiger Experten aus fünf Universitäten ausgewertet worden. Was hat es gebracht?

Zunächst einmal: Schwieriger als unter COVID-19 hätten die Rahmenbedingungen nicht sein können. Infolge der Coronapandemie kam es zu einer deutlichen Senkung der Krankenhausaufenthalte auch bei der Studienpopulation. Ein Problem, weil eigentlich der kombinierte Endpunkt aus Sterblichkeit und Krankenhausaufnahme untersucht werden sollte. Auch war die Teilnahmequote der Praxen und Patienten geringer als zum Zeitpunkt der Planung der Studie erwartet.

Trotzdem zeigte sich bei nahezu allen wichtigen Endpunkten und in allen Analysepopulationen ein Trend zugunsten der AdAM-Intervention. Dieser fiel für den sekundären Endpunkt Tod am deutlichsten aus. Hier zeigte sich in den Analysen mittels der Cox-Modelle für alle Analysepopulationen eine signifikante Reduktion der Mortalität durch die AdAM-Intervention. Die relative Reduktion der Mortalität durch AdAM lag zwischen 10 und 20 Prozent. Pro Quartal überlebten durch die neue Versorgungsform rund zwei von 1.000 Patienten mehr als bei der bisher üblichen Routineversorgung. Auf ein Jahr hochgerechnet sind das etwa sieben von 1.000 Patienten, die durch die AdAM-Intervention weniger versterben. Anders ausgedrückt, einer von 143 mit AdAM betreuten Polypharmazie-Patienten. In der „Dosis-Wirkungs-Analyse" zeigte sich, dass eine höhere Anwendungsquote auch einen höheren Interventionseffekt im Sinne einer Senkung des Auftretens von Krankenhausaufenthalten und Todesfällen aufwies. Dabei scheint es, dass die AdAM-Intervention insbesondere einen Beitrag zur Senkung der Mortalität liefert.

Mortalitätsreduktion infolge Medikationsoptimierung wurde bislang, so eine aktuelle Metaanalyse, nur für ältere und noch nie für unselektierte Patienten mit Polypharmazie berichtet (Bloomfield et al., 2020), und auch noch nie für digital unterstützte, durch Ärzte erfolgende Interventionen. AdAM ist das erste digital unterstützte Versorgungskonzept, das eine mit 10 bis 20 Prozent signifikante und relevante relative Reduktion der Mortalität von unselektierten Patienten mit Polypharmazie bewirkt, und damit ein Meilenstein in der Versorgung dieser besonders gefährdeten Patientengruppe, zu der etwa jeder vierte Versicherte gehört. Da etwa jeder vierte gesetzlich Krankenversicherte von Polypharmazie betroffen ist, könnten in Deutschland etwa 18 Millionen Menschen von der neuen Versorgungsform AdAM profitieren. Rechnet man die beobachteten Effekte von AdAM auf eine flächendeckende Anwendung bei diesen Patienten hoch, kann AdAM etwa 65.000 bis 70.000 Todesfälle jährlich verhindern. AdAM belegt: Adäquat gestaltet ist digitale Unterstützung der Arzneimitteltherapie nicht „nice to have", sondern lebensrettend.

2.5.2 TOP: Verbesserung sektorenübergreifender AMTS und der AMTS im Krankenhaus

TOP steht für „Transsektorale Optimierung der Patientensicherheit". Unter dem Förder-kennzeichen 01NVF19018 wird TOP vom G-BA über vier Jahre aus Mitteln des Innova-tionsfonds zur Förderung von neuen Versorgungsformen (§ 92a Absatz 1 Satz 1 und 8 SGB V) mit 9,3 Millionen Euro gefördert.

Ziel ist die sektorenübergreifende Verbesserung von Qualität, Sicherheit, Kosteneffizienz und Koordination der Arzneitherapie stationär behandelter Patienten mit Polypharmazie, sowie die Gewährleistung von AMTS bei polypharmazeutisch behandelten Hochrisikopa-tienten in chirurgischen Kliniken.

Bei Krankenhausaufnahme

Elektronisch und ohne Zeitverzug werden bei Krankenhausaufnahme für die Patienten behandlungsrelevante Informationen aus Routinedaten der BARMER extrahiert und in sinnvoll aggregierter Form zur Unterstützung der Aufnahmeanamnese verfügbar gemacht. Dokumentierte Erkrankungen, erfolgte Operationen, diagnostische Maßnah-men, frühere stationäre Behandlungen, ambulant behandelnde Ärzte, abgegebene ver-ordnete Arzneimittel, Heil- und Hilfsmittel, Pflegestufe et cetera werden ohne Zeitauf-wand übersichtlich dargestellt. Es erfolgt eine elektronisch unterstützte AMT(S)-Prüfung der Arzneitherapie, wobei Ärzte durch Apotheker unterstützt werden.

Co-Management von Hochrisikopatienten in der Chirurgie

Hochrisikopatienten erhalten bei Behandlung in chirurgischen Abteilungen während des stationären Aufenthalts eine arztunterstützende Mitbetreuung durch Stationsapotheker und elektronisch unterstützte AMT(S)-Prüfung für die stationäre Arzneitherapie.

Bei Krankenhausentlassung

Bei Entlassung erfolgen in TOP eine strukturierte Prüfung der Entlasstherapie, ein Abgleich mit ambulanter Vormedikation und eAMTS-Prüfung sowie die Durchführung eines Entlassgesprächs mit dem Patienten. Hausärzte werden elektronisch in die Abstim-mung der Therapie bei Entlassung einbezogen und erhalten ebenfalls Zugriff auf ein digitales Entlassdokument inklusive eBMP, das die aktuelle Medikation beinhaltet und um Begründungen von Medikationsänderungen ergänzt ist. Es dient unter anderem als Basis für die vorgesehene Therapiebesprechung nach Entlassung.

Patienten-Empowerment

Patienten erhalten den BMP (optional fremdsprachlich) und darüber hinausgehende therapieunterstützende Informationen auch digital über eine App beziehungsweise ihre ePA. Dazu zählen zum Beispiel Hinweise darüber, welche Arzneimittel nicht plötzlich abgesetzt werden dürfen und welche Selbstmedikation nicht mit verordneten Arzneimitteln kombiniert werden sollte.

Über die App hat der Patient Zugriff auf die Entlasstherapieempfehlung und auf Hinweise auf und Erklärungen zu Veränderungen der Therapie im Vergleich zur Arzneitherapie vor stationärer Aufnahme.

Verbesserung der Arzneimitteltherapiesicherheit

Bei Aufnahme: Für die Nutzung von Kassendaten zur Anamneseunterstützung ist eine Verringerung von behandlungsrelevanten Informationsdefiziten, Anamnese- und Folgefehlern belegt (Glintborg et al., 2008; Phansalkar et al., 2015). Bei 60 Prozent der Patienten kann die Nutzung von Krankenkassendaten Behandlungsfehler vermeiden (Pevnick et al., 2016). Wird der Arzt bei der Arzneimittelanamnese durch Apotheker unterstützt, kann dies in Kombination mit elektronischer Verordnungsunterstützung das Risiko vermeidbarer UAW um 62 Prozent reduzieren (De Winter et al., 2010; Mergenhagen et al., 2012; Pevnick et al., 2018).

Für die elektronisch unterstützte AMT(S)-Prüfung ist gezeigt, dass bis zu 83 Prozent der Verordnungsfehler vermieden werden können (Forster et al., 2003; Shamliyan et al., 2008) und das Risiko von UAW reduziert wird (Wolfstadt et al., 2008). Bei Krankenhausaufnahme ist dies besonders wichtig, da 75 Prozent aller Medikationsfehler im Krankenhaus entstehen (Ashcroft et al., 2015). Bei der Arzneimittelanamnese wird der Arzt durch Apotheker unterstützt, weil hierfür in Kombination mit elektronischer Verordnungsunterstützung das Risiko vermeidbarer UAW um 62 Prozent reduziert werden kann (De Winter et al., 2010; Mergenhagen et al., 2012; Pevnick et al., 2018).

Bei stationärer Behandlung: Studien belegen den Zusatznutzen von Co-Management. Für geriatrische Patienten mit Hüftgelenksfraktur konnten, wie Studien zeigten, durch eine solche Intervention die Sterblichkeit im Krankenhaus (0,6 Prozent versus 5,8 Prozent, p = 0,03) sowie die Rate schwerwiegender Komplikationen (45,2 Prozent versus 61,7 Prozent, p = 0,003) signifikant gesenkt werden (Vidan et al., 2005). Die Senkung von Komplikationen und Mortalität im Krankenhaus (Tadros et al., 2015) sechs und zwölf Monate nach Entlassung wird durch weitere Untersuchungen bestätigt (Barone et al., 2006; Batsis et al., 2007; Friedman et al., 2009; Huddleston et al., 2004; Lizaur-Utrilla et al., 2014; Tadros et al., 2015; Vidan et al., 2005; Walke et al., 2014).

Bei Entlassung: Für den Einsatz von Pharmazeuten im Entlassprozess wurde die Reduktion von Medikationsfehlern um 58 Prozent gezeigt (Eggink et al., 2010). Digitale Unterstützung ist hochwirksam zur Risiko- und Fehlerreduktion. Mehr als 50 Prozent der Fehler können verhindert werden (Dalal et al., 2014), ökonomisch inadäquate Verordnungen werden zudem identifiziert und vermieden (Karapinar-Carkit et al., 2012; Nardino et al., 2000; Perren et al., 2009; Shin, 2015).

Fehlende Informationen zur Therapie (Bartlett et al., 2008), die wichtige Ursachen von Patientenfehlern und vermeidbaren Arzneimittelnebenwirkungen sind (Mira et al., 2015; Mira et al., 2012), und Informationsbrüche werden vermieden, die ebenfalls ein Risiko vermeidbarer Schädigung von Patienten durch Arzneitherapie darstellen (Glintborg et al., 2007; Parekh et al., 2018) und das Risiko für Rehospitalisierung erhöhen (Witherington et al., 2008).

Verbesserung der Versorgungseffizienz
TOP verringert den Aufwand für die Anamnese und Informationsbeschaffung zum Patienten bei Krankenhausaufnahme, für die Prüfung der AMTS ambulanter Arzneimitteltherapie und stationärer Arzneimitteltherapie bei Hochrisikopatienten in chirurgischen Abteilungen sowie für das Entlassmanagement der Arzneimitteltherapie und die Abstimmung mit dem ambulant weiterbehandelnden Arzt.

Projektstand

Die Kontrollphase des Projekts hat am 1. Oktober 2021 begonnen. Das Projekt läuft bis zum 30. September 2024.

Evaluation

TOP wird im Rahmen einer Cluster-randomisierten, kontrollierten Studie im Stepped-Wedge-Design in zwölf Krankenhäusern mit dem kombinierten primären Endpunkt Rehospitalisierung/Tod evaluiert. Zudem wird die Studie durch eine detaillierte Prozessevaluation, eine Kosten-Effektivitäts-Analyse und eine sozioökonomische Impact-Analyse zur Unterstützung von Nachhaltigkeitsplanung und Translation in die Regelversorgung begleitet.

Projektpartner

Konsortial- und Projektpartner sind die AOK-Nordost, teilnehmende Krankenhäuser, die Kassenärztlichen Vereinigungen Westfalen-Lippe und Saarland, die Deutsche Gesellschaft für Innere Medizin (DGIM) mit Kommission für Arzneimitteltherapiemanagement und AMTS und den kooperierenden Fachgesellschaften, der Verband deutscher Krankenhausapotheker (ADKA), das Deutsche Krankenhausinstitut (DKI), die Bundesarbeitsgemeinschaft der Seniorenorganisationen (BAGSO). Technologiepartner ist die RpDoc® Solutions GmbH, Saarbrücken. Evaluiert wird das Projekt durch die Universitäten Bielefeld, Wuppertal und Köln.

2.5.3 eRIKA: Patientenrelevanter Zusatznutzen durch das E-Rezept

eRIKA steht für „E-Rezept als Element interprofessioneller Versorgungspfade für kontinuierliche AMTS". Unter dem Förderkennzeichen 01NVF21110 wird eRIKA vom G-BA über vier Jahre aus Mitteln des Innovationsfonds zur Förderung von neuen Versorgungsformen (§ 92a Absatz 1 Satz 1 und 8 SGB V) mit 11,47 Millionen Euro gefördert.

eRIKA nutzt die elektronische Verordnung des Arztes mittels E-Rezept und das Scannen des Arzneimittels bei Abgabe in der Apotheke, um einen resilienten Versorgungsprozess zu etablieren, der Patienten vor bisher nicht kontrollierten Risiken der Arzneitherapie schützt und die Versorgungseffizienz erhöht. eRIKA nutzt den von der gematik definierten E-Rezept-Prozess, die Komponenten und Standards der gematik und die Telematikinfrastruktur (TI) und entwickelt diese weiter.

Bei der elektronischen Verordnung durch den Arzt

Ärzte erhalten bei der Verordnung mittels E-Rezept eine Übersicht über die Gesamtmedikation, ergänzt um behandlungsrelevante Informationen zum Patienten, extrahiert aus Krankenkassendaten, sowie AMTS-Hinweise zu vermeidbaren Risiken im Kontext der Gesamtmedikation, Empfehlungen von Fachgesellschaften zum Management von Polypharmazie und Hinweise auf Rote-Hand-Briefe und beauflagte Schulungsunterlagen. Zur Vermeidung von Verordnungskaskaden kann über die Software geprüft werden, ob Symptome als Nebenwirkungen verordneter Arzneimittel beschrieben sind.

Der Arzt hat so sichere Kenntnis von jedem durch mitbehandelnde Ärzte verordneten Arzneimittel – selbst wenn das Rezept vom Patienten noch nicht eingelöst worden ist – und von jedem in der Apotheke abgegebenen Arzneimittel.

Bei Bezug des Arzneimittels in der Apotheke

Apotheker erhalten durch eRIKA Kenntnis der Gesamtmedikation und beratungsrelevanter Patientenfaktoren als Grundlage für eine umfassende pharmazeutische Beratung und können mit den Ärzten über KIM (Kommunikation im Medizinwesen) kommunizieren. Die Nutzung von Informationen zu abgegebenen Arzneimitteln aus Abrechnungsdaten der Krankenkasse gewährleistet die Vollständigkeit.

Für eingeschriebene Patienten werden bei Bezug elektronisch verordneter Arzneimittel ohne Mehraufwand für die Apotheker die Dispensierdaten (inklusive Chargennummer) gleichzeitig zum E-Rezept-Server und zur eRIKA-Anwendung in der TI geschickt und zur Aktualisierung des BMP/eMP genutzt.

Abbildung 2.13: Schematische Darstellung des eRIKA-Prozesses

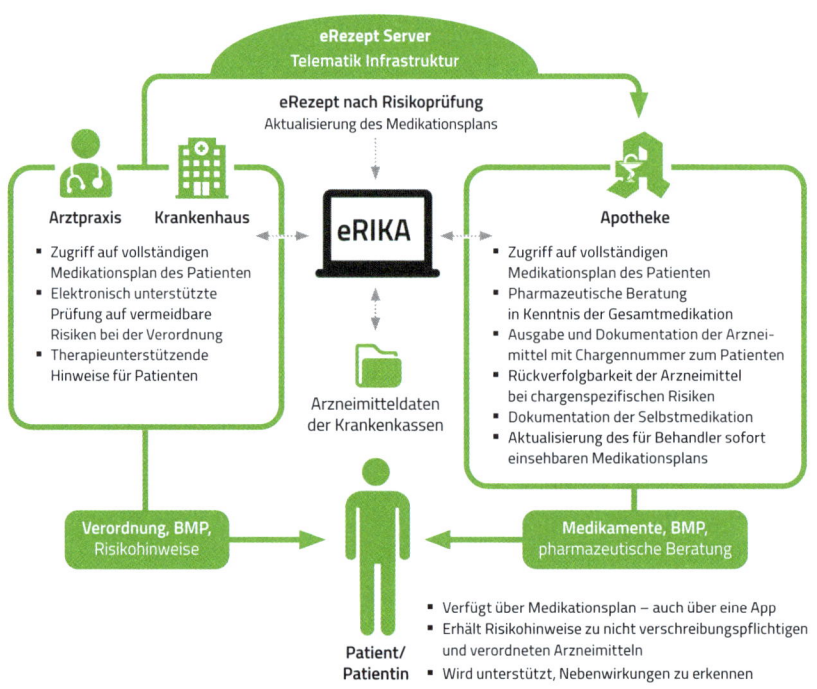

Quelle: BARMER

Patienten-Empowerment

Bereits mit Verordnung und vor Bezug in der Apotheke erhalten Patienten über eine App Informationen zum Arzneimittel. Patienten erhalten einen elektronisch per App nutzbaren kontinuierlich aktuell gehaltenen BMP/eMP, barrierefrei und mehrsprachig verfügbar, sowie Hinweise zur Unterstützung der sicheren Anwendung ihrer Arzneimittel, zum Beispiel auf in Kombination mit verordneten Arzneimitteln ungeeignete Selbstmedikation und Kenntlichmachung von potenziell teratogenen Arzneimitteln bei Frauen im gebärfähigen Alter. Der BMP kann vom Patienten – für den Arzt nachvollziehbar – ergänzt, kommentiert und zur Verfügung gestellt werden. Patienten werden beim Erkennen etwaiger Nebenwirkungen ihrer Therapie unterstützt.

Verbesserung der Arzneimitteltherapiesicherheit

Die ärztliche sowie pharmazeutische Prüfung der Therapie wird durch elektronische AMTS-Prüfung mit Hinweisen auf klinisch relevante Risiken unterstützt. Ärzte und Apotheker erhalten eine Übersicht über die Gesamtmedikation und über für sie relevante Informationen zum Patienten durch Nutzung von Routinedaten der Krankenkassen.

Verbesserung der Versorgungseffizienz

Der BMP (und eine zentrale elektronische Arzneimitteltherapiedokumentation) wird ohne Zusatzaufwand für Arzt oder Apotheker automatisch für jeden Patienten mit Arzneimitteltherapie erstellt und kontinuierlich aktuell gehalten. Ein asynchrone elektronische Kommunikation zwischen Arzt und Apotheker wird durch Nutzung von KIM ermöglicht. Die Information des Arztes über Abgabe des Arzneimittels und ggf. Aut-idem-Austausch und über Chargennummern abgegebener Arzneimittel erfolgen automatisch und ohne Zusatzaufwand.

Verbesserung der Pharmakovigilanz

Die chargenspezifische Rückverfolgbarkeit von Arzneimitteln bis zum Patienten wird gewährleistet. Die Meldung von Arzneimittelnebenwirkungen durch den Arzt mit Angabe der Chargennummer des Arzneimittels wird durch Teilautomatisierung erleichtert. Die Wahrnehmung von Risikosignalen (Rote-Hand-Briefe) und potenzieller Teratogenität von Arzneimitteln bei Verordnung und Abgabe wird sichergestellt.

Projektstand

Die eRIKA-Prozesse sind etabliert, die technischen Konzepte mit der gematik abgestimmt, und die praktische Erprobung startet im Oktober 2022.

Evaluation

Mixed-Methods-Design. Phase 1: Evaluation prozessbezogener Outputs und Outcomes in randomisiertem Kontrolldesign (Praxisebene) und formative Evaluation; Umsetzung der Erkenntnisse formativer Evaluation für die Intervention in Phase 2. Phase 2: Ergebnisevaluation, quasiexperimentelles Design mit gematchten zeitgleichen und historischen Kontrolldaten, Prozessevaluation. Primärer Endpunkt: Hospitalisierung/Tod bis drei Monate nach Verordnung. Evaluiert mit GKV-Routinedaten, Primärdaten und Daten der AMTS-Software.

Projektpartner

Konsortial- und Projektpartner sind die AOK-Nordost, die Kassenärztlichen Vereinigungen Westfalen-Lippe und Berlin, die Arbeitsgemeinschaft Berliner Arztnetze; Arztpraxen im Saarland, die Deutsche Gesellschaft für Innere Medizin (DGIM) mit der AG Hausärztliche Internisten und der Kommission für Arzneimitteltherapiemanagement und AMTS und den kooperierenden Fachgesellschaften, das Institut für Allgemeinmedizin LMU München, das Zentrum für Embryonaltoxikologie, Charité Berlin, die Apothekerkammern Berlin und Saarland, die AVIE Apothekenkooperation; der Verband deutscher Krankenhausapotheker (ADKA), das Deutsche Krankenhausinstitut (DKI), die Core-Unit eHealth und Interoperabilität Charité, das Bundesinstitut für Arzneimittel und Medizinprodukte (BfArM) und die gematik, die Bundesarbeitsgemeinschaft Selbsthilfe (BAG) und die Bundesarbeitsgemeinschaft der Seniorenorganisationen (BAGSO). Technologiepartner ist die RpDoc® Solutions GmbH, Saarbrücken. Evaluiert wird das Projekt durch die Universitäten Bielefeld, Wuppertal und Köln.

2.6 Arzneimitteltherapie 2025. Sicher. Digital.

2.6.1 Patientenrelevanter Zusatznutzen durch digitale Unterstützung

In den Innovationsfondsprojekten AdAM, TOP und eRIKA hat die BARMER zusammen mit den Projektpartnern einen alle Sektoren umfassenden Idealprozess der Arzneimitteltherapie entwickelt und implementiert, der im Vergleich zur heutigen Routineversorgung unter anderem folgenden patientenrelevanten Zusatznutzen und höhere Versorgungseffizienz erreicht.

1. Jeder Patient mit Verordnung eines Arzneimittels verfügt automatisch über einen bundeseinheitlichen Medikationsplan und eine elektronisch für alle Behandler zugängliche, immer aktuelle und vollständige Dokumentation der Arzneimitteltherapie.

   Bei der elektronischen Verordnung des Arzneimittels mittels E-Rezept durch den Arzt wird die zentrale Arzneitherapiedokumentation des Patienten automatisch ergänzt beziehungsweise angepasst. Auch Veränderungen der Medikation oder Beendigung einer Therapie werden vom Arzt in der zentralen Arzneitherapiedokumentation vorgenommen und sind für alle Behandler – mit Einverständnis des Patienten – ohne Zeitverzug einsehbar. Bei Aut-idem-Substitution in der Apotheke wird die Dokumentation automatisch angepasst (mit Hinweis auf Aut-idem-Austausch). Der automatisch auf Basis der Arzneitherapiedokumentation generierte BMP/eMP ist damit jederzeit für jeden Patienten mit Arzneimitteltherapie aktuell und vollständig. Die Begrenzung des Anspruchs auf Patienten mit mindestens drei Arzneimitteln ist hinfällig.

2. Jeder Arzt kennt bei der Verordnung eines Arzneimittels die Gesamtmedikation des Patienten und zu berücksichtigende Erkrankungen.

   Routinedaten der Krankenkasse werden genutzt, um Ärzte – mit Einverständnis der Patienten – über behandlungsrelevante Faktoren wie zum Beispiel bestehende Erkrankungen (Diagnosen) und die von mitbehandelnden Ärzten verordneten Arzneimittel zu informieren. Therapiedauer und verordnende Ärzte werden benannt. Hierfür ist gezeigt worden, dass das Erkennen vermeidbarer Risiken wie zum Beispiel durch Arzneimittelwechselwirkungen verbessert wird (Rinner et al., 2015).

3. Jeder Arzt kennt bei Verordnung die zu berücksichtigenden klinisch relevanten verordnungsassoziierten Risiken der Arzneimitteltherapie.

    Bei der Verordnung wie auch bei der Prüfung der Gesamtmedikation wird der Arzt auf potenziell vermeidbare klinisch relevante Risiken der Arzneimitteltherapie und die dem Risikosignal zugrunde liegende Evidenz hingewiesen. Dies gewährleistet die Kenntnis des Risikos und ermöglicht dem Arzt eine Bewertung für den individuellen Patienten. Auch Risikosignale, die zur Versendung eines Rote-Hand-Briefs Anlass gegeben haben, werden berücksichtigt und angezeigt. Zudem wird der Arzt bei der Behandlung von Patienten mit Multimorbidität und Polypharmazie durch Hinterlegung der Empfehlungen der S2K-Leitlinie „Arzneimitteltherapie bei Multimorbidität" unterstützt, zu deren Entwicklung das AdAM-Projekt den Anstoß gegeben hat. Bei Frauen im gebärfähigen Alter erfolgen Hinweise bei Verordnung potenziell teratogener Arzneimittel, wofür eine Verringerung des Risikos der Verordnung teratogener Arzneimittel in der Schwangerschaft gezeigt worden ist (Schwarz et al., 2012).

4. Jeder Apotheker kennt bei Abgabe eines verordneten oder nicht verschreibungspflichtigen Arzneimittels die Gesamtmedikation des Patienten.

    Durch Einblick in die zentrale Arzneitherapiedokumentation des Patienten – auch hier natürlich das Einverständnis der Patienten vorausgesetzt – kennt der Apotheker die Gesamtmedikation des Patienten als notwendige Voraussetzung für adäquate pharmazeutische Beratung. Bei Abgabe jedes verordneten Arzneimittels wird das für das securePharm-Verfahren zum Schutz vor Arzneimittelfälschungen vorgeschriebene Scannen genutzt, um mit dem generierten Dispensierdatensatz die Arzneitherapiedokumentation des Patienten zu aktualisieren – ohne Aufwand für den Apotheker. Auch für die Selbstmedikation erworbene Arzneimittel werden durch Scannen der Arzneitherapiedokumentation hinzugefügt.

5. Bei Aufnahme im Krankenhaus kennt der Krankenhausarzt die Gesamtmedikation des Patienten, bestehende Erkrankungen, bisherige Behandlungen und Behandler.

    Durch Einblick in die zentrale Arzneitherapiedokumentation des Patienten und die Nutzung von Routinedaten der Krankenkasse als Informationsquelle zu behandlungsrelevanten Patientenfaktoren, wie zum Beispiel bestehenden Erkrankungen und bisher erfolgten therapeutischen Maßnahmen, wird das Risiko von Behandlungsfehlern aufgrund von Informationsdefiziten zum Patienten minimiert. In Dänemark ist dies längst Standard. Der Arzt erhält bei Krankenhausaufnahme eine Übersicht über die Arzneimittel des Patienten, die zentral gespeichert sind. Dass dies die Qualität der Medikationsanamnese relevant verbessert, ist durch Studien belegt (Glintborg et al., 2008), ebenso, dass es zu einer Verringerung von Medikationsfehlern (Phansalkar et al., 2015) und des Zeitaufwands für die Informationsbeschaffung führt (Glintborg et al., 2008; Phansalkar et al., 2015). Auch die Behandlungseffizienz wird dadurch erhöht. Einer Befragung zufolge schätzen 98 Prozent der Krankenhäuser, dass durch die Nutzung von Informationen aus Krankenkassendaten der Aufwand für das Erfassen der medizinischen Vorgeschichte relevant reduziert werden kann (Straub et al., 2022).

6. Bei Entlassung aus dem Krankenhaus erhält der weiterbehandelnde Arzt ohne Zeitverzug die Empfehlungen zur Arzneimitteltherapie und Hinweise auf und Begründungen für Änderungen.

    Dadurch dass der entlassende Krankenhausarzt die Entlasstherapieempfehlung direkt in der Arzneitherapiedokumentation des Patienten ablegen kann, wird diese ohne Zeitverzug einschließlich der Begründung für vorgenommene Änderungen für ambulant behandelnde Ärzte sichtbar. Das ist wichtig aus Sicht der niedergelassenen Ärzte (Clanet et al., 2015) und verringert Medikationsfehler (Lindquist et al., 2013; van Walraven et al., 2002).

7. Bei Risikosignalen zu Arzneimitteln ermöglicht eine chargenspezifische Rückverfolgbarkeit der Arzneimittelpackung zum exponierten Patienten ein effektives Risikomanagement.

    Da der in der zentralen Arzneitherapiedokumentation des Patienten gespeicherte Dispensierdatensatz zum Arzneimittel auch die Chargennummer enthält, wird eine Rückverfolgbarkeit des Arzneimittels zum exponierten Patienten als Voraussetzung für effektives Risikomanagement ermöglicht. Diese Rückverfolgbarkeit ist bisher nicht gegeben.

8. Für Frauen im gebärfähigen Alter und ihre behandelnden Ärzte werden potenziell teratogene Arzneimittel bei Verordnung für den Arzt und auf dem Medikationsplan für die Patientin kenntlich gemacht, um unbeabsichtigte Anwendung in der Frühschwangerschaft zu vermeiden.

   Durch einen Hinweis auf potenzielle Teratogenität von Arzneimitteln bei Verordnung für Frauen im gebärfähigen Alter wird sichergestellt, dass diese Verordnungen nach Risikoabwägung bewusst erfolgen und das Risiko im Falle des Eintritts einer Schwangerschaft auch der Patientin bewusst ist. Hierzu wird der Risikohinweis auch auf dem BMP/eMP der Patientin vermerkt.

9. Allergien und Unverträglichkeiten werden elektronisch verarbeitbar dokumentiert und bei Verordnung und Abgabe berücksichtigt.

   Durch Dokumentation von Allergien und Unverträglichkeiten in maschinenverarbeitbarer Form kann bei Verordnung und Abgabe eine elektronische Prüfung erfolgen, um die Arzneimitteltherapiesicherheit zu erhöhen.

10. Patienten können ihren elektronisch verfügbaren Medikationsplan kommentieren und ergänzen und erhalten wichtige Informationen zur Anwendung sowie Unterstützung beim Risikomanagement ihrer Arzneimitteltherapie.

    Patienten erhalten über eine App Einsicht und Zugriff auf ihre Arzneitherapiedokumentation und können – erkennbar für Heilberufler – modifizieren und ergänzen. Der bundeseinheitliche Medikationsplan wird damit zum Instrument der Patienten. Zusätzlich erhalten Patienten wichtige Informationen zu ihrer Arzneimitteltherapie auch elektronisch und werden dadurch im Selbstmanagement ihrer Arzneimitteltherapie unterstützt.

Diese im Rahmen der Innovationsfondsprojekte der BARMER angelegten Elemente digital unterstützter Arzneimitteltherapie beheben nicht alle, aber hochrelevante aktuell bestehende Defizite „analoger" Arzneimitteltherapie. Sie belegen, dass patientenrelevanter Zusatznutzen durch Digitalisierung für Patienten in Deutschland möglich ist, und etablieren einen Behandlungsstandard, an dem Konzepte zur digitalen Unterstützung der Arzneimitteltherapie zu messen sind.

2.6.2 Steigerung der Versorgungseffizienz durch digitale Unterstützung

Digitalisierung erhöht nicht zwangsläufig die Effizienz, sondern kann Prozesse auch erschweren und die Arbeitseffizienz dramatisch reduzieren. Dies bezeichnet man als das „IT Productivity Paradox" (Jones et al., 2012). Im Bereich der digitalen Unterstützung der Arzneimitteltherapie ist aber Potenzial für Effizienzsteigerung möglich.

Verringerung des Aufwands für die Anlage und Pflege des BMP

44 Prozent der Versicherten der BARMER haben Anspruch auf den BMP. Hochgerechnet auf Deutschland sind das 32 Millionen Versicherte. Wenn man einmal annimmt, dass der BMP nicht bei jeder Verordnung, sondern nur dreimal pro Jahr angelegt beziehungsweise aktualisiert wird und dies jeweils zehn Minuten erfordert, resultieren daraus 16 Millionen Stunden ärztlicher Arbeitszeit jährlich. Dieser Zeitaufwand reduziert die Akzeptanz. Zwei Drittel der Hausärzte finden den Zeitaufwand für die Erstellung und die Pflege des BMP inakzeptabel (Dormann et al., 2018). Im eRIKA-Prozess entsteht der BMP ohne Zusatzaufwand für den Arzt, und zwar für alle Versicherten und nicht nur für die, die heute einen Anspruch darauf haben.

Reduktion des Personaleinsatzes für die Krankenhausaufnahme durch Nutzung von Krankenkassendaten

14 Minuten pro Medikationsanamnese und 22 Minuten für das Besorgen fehlender Informationen bei 80 Prozent der Notfallpatienten und 40 Prozent der elektiven Patienten summieren sich auf 7,2 Millionen Stunden Personaleinsatz pro Jahr. Eine gemäß der TOP-Projekterfahrung mögliche Einsparung von 60 Prozent dieser Zeit durch die Nutzung von Krankenkassendaten würde damit zu einer Einsparung von 4,3 Millionen Stunden Personaleinsatz pro Jahr in den Krankenhäusern führen. Personal, das im Krankenhaus dringend für andere Aufgaben benötigt wird.

Um dieses Effizienzpotenzial zu heben, ist es allerdings nötig, die in Kapitel 2.6.4 benannten Voraussetzungen auf Systemebene zu schaffen.

2.6.3 Akzeptanz bei Patienten und Leistungserbringern

Fehlende Akzeptanz wird immer wieder als Ursache für schleppende Digitalisierung im Gesundheitswesen angeführt. Akzeptanz hängt aber wesentlich von der Einschätzung von Nutzen und Aufwand durch Patienten und Leistungserbringer ab. Dass die Nutzung von Krankenkassendaten zur Behandlungsunterstützung bei Krankenhausaufnahme das Risiko von Behandlungsfehlern reduziert, ist für Patienten so plausibel, dass 95,5 Prozent der Befragten einer Stichprobe stationärer Krankenhauspatienten in den Pilotkliniken des TOP-Projekts (n = 500) dieses Versorgungsangebot wünschten.

Patient A. K.:

„Es sollte selbstver-ständlich sein, dass das Krankenhaus wichtige Informationen zu meinen Vorerkrankungen von meiner Krankenkasse erhält, damit ich best-möglich und sicher behandelt werden kann. Warum gibt es das nicht schon längst?"

Abbildung 2.14: Befragung von Patienten zu Elementen der neuen Versorgungsform TOP

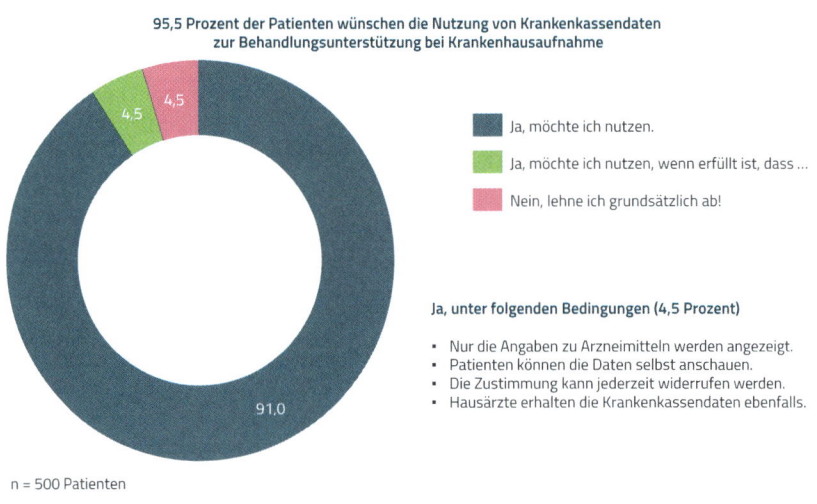

95,5 Prozent der Patienten wünschen die Nutzung von Krankenkassendaten zur Behandlungsunterstützung bei Krankenhausaufnahme

- ■ Ja, möchte ich nutzen.
- ■ Ja, möchte ich nutzen, wenn erfüllt ist, dass ...
- ■ Nein, lehne ich grundsätzlich ab!

Ja, unter folgenden Bedingungen (4,5 Prozent)

- Nur die Angaben zu Arzneimitteln werden angezeigt.
- Patienten können die Daten selbst anschauen.
- Die Zustimmung kann jederzeit widerrufen werden.
- Hausärzte erhalten die Krankenkassendaten ebenfalls.

n = 500 Patienten

Quelle: Umfrage am Klinikum Saarbrücken und der Universitätsklinik Münster

Wie bereits erwähnt wünschen 98 Prozent der Krankenhäuser behandlungsrelevante Informationen zur ambulanten Arzneimitteltherapie, wie in TOP realisiert, elektronisch zu erhalten. Aber wie ist die Akzeptanz beim Krankenhausarzt? Die Befragung einer Stich-probe von Ärzten in den TOP-Pilotkliniken zeigte, dass 99 Prozent der Ärzte dieses digi-tale Angebot wünschen.

Abbildung 2.15: Befragung von Ärzten zu Elementen der neuen Versorgungsform TOP

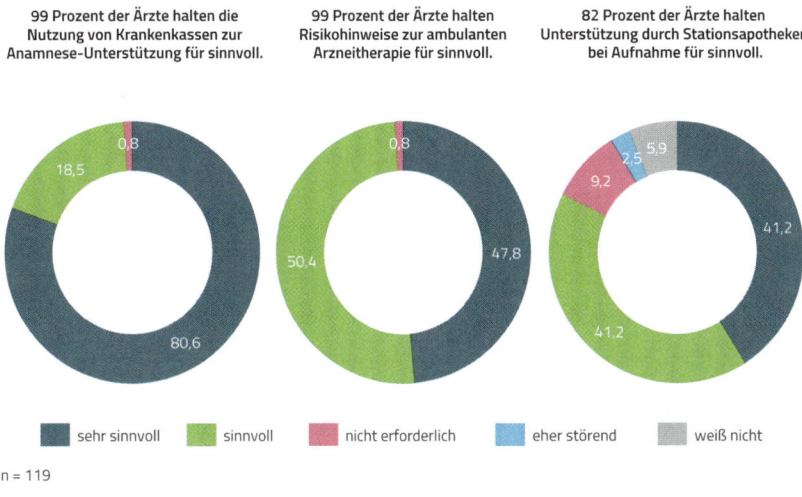

99 Prozent der Ärzte halten die Nutzung von Krankenkassen zur Anamnese-Unterstützung für sinnvoll.

99 Prozent der Ärzte halten Risikohinweise zur ambulanten Arzneitherapie für sinnvoll.

82 Prozent der Ärzte halten Unterstützung durch Stationsapotheker bei Aufnahme für sinnvoll.

Legende: sehr sinnvoll | sinnvoll | nicht erforderlich | eher störend | weiß nicht

n = 119

Quelle: Umfrage am Klinikum Saarbrücken und der Universitätsklinik Münster

Das belegt, dass bezüglich der Akzeptanz nicht Patienten und Leistungserbringer das Problem sind, sondern die Qualität digitaler Angebote.

2.6.4 Wichtige Voraussetzungen auf Systemebene, um mit digitaler Unterstützung der Arzneimitteltherapie in der Routineversorgung Zusatznutzen zu stiften

Die vom Innovationsfonds geförderten Projekte der BARMER nutzen die TI und die von der gematik definierten Standards und Prozesse. Wo zur Steigerung von patientenrele-vantem Zusatznutzen und von Behandlungseffizienz ergänzende digitale Elemente und Datenstrukturen erforderlich sind, wurden diese implementiert. Diese zusätzlichen Elemente wurden mit der gematik, die im Beirat des eRIKA-Projekts mitarbeitet, diskutiert und abgestimmt. Folgende für Zusatznutzen und Effizienz steigernde digitale Unterstützung des Arzneimitteltherapieprozesses zwingend zu schaffende Voraussetzungen auf Systemebene sind dabei identifiziert worden.

1. **Standard für die Kodierung von Arzneimitteln und ihrer Dosierung**

   Notwendig ist die Festlegung eines geeigneten und verbindlichen Standards für die maschinenverarbeitbare Abbildung von Arzneimitteltherapie im ambulanten und im stationären Sektor. Ein derartiger Standard ist für Deutschland bisher nicht festgelegt. Die Kodierung von Arzneimitteltherapie durch den bundeseinheitlichen Medikationsplan und den darauf beruhenden elektronischen Medikationsplan (eMP) ist ungeeignet, AMTS und Behandlungseffizienz zu verbessern. So können nur einfache, tagesgleich erfolgende Dosierungen abgebildet werden. Bereits die nur an einem oder mehreren Wochentagen erfolgende Therapie ist lediglich als Freitext und damit nicht elektronisch nutzbar zu kodieren. Bei jeder Bearbeitung des BMP muss der Arzt daher jedes Arzneimittel intellektuell auf korrekte Abbildung der Dosierung prüfen. Dies ist dann entbehrlich.

2. **Zentrale elektronische Medikationsdokumentation in der ePA**

   Eine zentrale elektronische Dokumentation der Arzneimitteltherapie des Patienten in maschinenverarbeitbarer Form ist vorzusehen, die in der ePA erfolgt und – mit Einverständnis des Patienten – für Ärzte und Apotheker nutzbar sein sollte. Der Arzt und auch der Apotheker benötigen die vollständige Kenntnis der aktuellen Medikation. Diese Informationen müssen vollständig und aktuell und für Patienten und Behandler einsehbar sein. Dazu ist die Speicherung der Informationen zur Arzneimitteltherapie in einer Datenbankstruktur erforderlich. Die ePA ist diesbezüglich zu ertüchtigen.

3. **Befüllung von BMP, eMP und Arzneimittelinformationen in PKA und Notfalldatensatz durch die zentrale Medikationsdokumentation**

   Informationen zur Arzneimitteltherapie müssen korrekt und vollständig sein. Wenig kann Patienten mehr gefährden als diskrepante Informationen zur Arzneimitteltherapie in unterschiedlichen Dokumenten. Alle Abbildungen von Arzneimitteltherapie, zum Beispiel durch den BMP, eMP, Notfalldatensatz oder die Patientenkurzakte (PKA), müssen daher aus einer zentralen elektronischen Dokumentation der Arzneimitteltherapie des Patienten gespeist werden. Es darf keine Abweichungen zwischen verschiedenen Dokumenten zur Arzneimitteltherapie (BMP, eMP, PKA, ePA) geben. Die zentrale elektronische Dokumentation der Arzneimitteltherapie in der ePA und die Ableitung der unterschiedlichen Darstellungen und Formate vermeiden dieses

Problem und erhöhen die Effizienz, weil nicht mehrere Dokumente parallel gepflegt werden müssen.

4. **Automatische dauerhafte Speicherung von elektronischen Verordnungen in der der zentralen Medikationsdokumentation des Patienten**

Verordnete Arzneimittel müssen automatisch zum Patienten dokumentiert werden, um Vollständigkeit und Aktualität der Medikationsdokumentation zu gewährleisten. Hierzu muss die Angabe der Dosierung beim elektronischen Rezept für den Arzt verpflichtend sein, die bisher noch alternativ auf dem BMP erfolgen kann. Die Angaben können automatisch und ohne Mehraufwand für den Arzt dazu verwendet werden, die Arzneimitteldokumentation des Patienten und damit BMP/eMP kontinuierlich aktuell zu halten.

5. **Speicherung des Dispensierdatensatzes zum Patienten**

Abgegebene Arzneimittel müssen automatisch beim Scannen zum Patienten dokumentiert werden, um Vollständigkeit und Aktualität der Medikationsdokumentation zu gewährleisten.

Nicht nur verordnete, sondern auch die tatsächlich abgegebenen Arzneimittel inklusive Chargennummer, enthalten im Dispensierdatensatz, müssen zum Patienten langfristig dokumentiert werden, um Inkongruenzen des Medikationsplans zu vermeiden und eine Rückverfolgbarkeit von Arzneimitteln zum Patienten zu ermöglichen.

6. **Erweiterung der Zweckbestimmung der Abrechnungsdaten der Krankenkasse zur Unterstützung des Behandlungsprozesses**

§ 284 SGB V legt fest, zu welchen Zwecken Krankenkassen Sozialdaten erheben und speichern dürfen. Um den Einsatz von Krankenkassendaten zur Behandlungsunterstützung zu fördern, sollte dies als weitere Zweckbestimmung der Daten aufgenommen werden.

7. **Standardisierte Schnittstellen von Praxis- und Krankenhaussoftware**

Zum Austausch von Informationen zur Arzneimitteltherapie und elektronisch unterstützter Risikoprüfung sind standardisierte Schnittstellen zu definieren und ihre Verfügbarkeit sicherzustellen. Bisher scheitert die Übergabe verfügbarer Informationen am Fehlen von standardisierten Schnittstellen bei Krankenhaus- und Praxissoftwaresystemen. Interoperabilität setzt aber genau diese voraus. Zur Ermöglichung von patientenrelevantem Zusatznutzen und höherer Versorgungseffizienz sind Schnittstellen daher sowohl für Praxis- als auch für Krankenhaussoftwaresysteme zu definieren und sicher verfügbar zu machen.

8. Bearbeitbarkeit der BMP durch Patienten
   Patienten müssen lesenden und schreibenden Zugriff auf ihre Arzneimitteltherapiedokumentation bekommen, wobei Nachvollziehbarkeit für vom Patienten gemachte Einträge für den Arzt zu gewährleisten ist.

   Der BMP ist ein Instrument des Patienten, das bisher nur vom Arzt angelegt, gepflegt und verwaltet werden kann. Patienten müssen die Möglichkeit bekommen, Ergänzungen – zum Beispiel bezüglich der Selbstmedikation oder geänderter Einnahme von Arzneimitteln – vorzunehmen, die als Einträge des Patienten erkennbar sind. Patienten müssen ihren Medikationsplan jederzeit elektronisch einsehen, bearbeiten und auch zur Verfügung stellen können.

2.7 Schlussfolgerungen und Handlungsempfehlungen

Digitalisierung braucht eine klare Zielorientierung. Nicht der Einsatz eines digitalen Produkts ist ein sinnvolles Ziel, sondern nur der Zusatznutzen für Patienten sowie gesteigerte Versorgungseffizienz und -sicherheit. Die digitale Abbildung aktueller Versorgungsprozesse ist ein Irrweg, weil dies bestehende Defizite perpetuieren und vermeidbare Schädigung von Patienten beibehalten würde. Die von der BARMER initiierten Innovationsfondsprojekte zeigen, dass digitale Unterstützung des Arzneitherapieprozesses, die nicht den Ist-Prozess repliziert, sondern den Idealprozess ermöglicht, relevanten Zusatznutzen für Patienten sowie Effizienzsteigerung und Akzeptanz bei Leistungserbringern und Patienten erreichen kann. Die Projekte unterstreichen auch die Bedeutung des Innovationsfonds für die Weiterentwicklung der Versorgungsprozesse mit digitaler Unterstützung der Arzneimitteltherapie. Aus den dargestellten Analysen und den Erfahrungen der Innovationsfondsprojekte ergeben sich folgende Empfehlungen.

1. Routinedaten von Krankenkassen enthalten wichtige behandlungsrelevante Informationen und sollten zur Unterstützung des Behandlungsprozesses genutzt werden. Während die ePA eines Patienten initial leer und von Patient und Behandlern zu füllen ist, liegen für jeden gesetzlich Krankenversicherten bei der Krankenkasse Daten zu verordneten und abgegebenen Arzneimitteln, diagnostizierten beziehungsweise ausgeschlossenen Erkrankungen (Diagnosen) und bisheriger Behandlung (Prozeduren) vor. Auch sind behandelnde Ärzte und stationäre Krankenhausbehandlungen lückenlos dokumentiert. Für ein solches Datenrepositorium, auf das im Behandlungsfall elektronisch zugegriffen werden kann und das Krankheiten, Medikamente sowie Informationen über frühere Behandlungen enthält, ist gezeigt worden, dass es die Arzneimittelsicherheit relevant verbessert (Phansalkar et al., 2015).

2. Der E-Rezept-Prozess hat das Potenzial und sollte so gestaltet werden, dass Behandlungsqualität und -sicherheit sowie Behandlungseffizienz erheblich verbessert werden.
   Ohne Zusatzaufwand für Ärzte und Apotheker kann durch die Nutzung der Verordnungsdaten des Arztes und des Dispensierdatensatzes in der Apotheke eine zentrale elektronische Arzneimitteltherapiedokumentation zum Patienten befüllt und aktuell gehalten werden. Einen daraus ableitbaren bundeseinheitlichen Medikationsplan hätte damit jeder Patient mit Arzneimitteltherapie automatisch. Die nicht aus inhaltlichen, sondern aus Gründen des Arbeitsaufwands für Ärzte definierte Begrenzung des Anspruchs auf den bundeseinheitlichen Medikationsplan auf Patienten mit drei oder mehr Arzneimitteln in der Dauertherapie wäre überwunden. Auch hätten Ärzte und Apotheker jederzeit den erforderlichen Überblick über die aktuelle Gesamtmedikation der Patienten, und die für wirksames Risikomanagement notwendige Rückverfolgbarkeit von Arzneimitteln zum exponierten Patienten bei chargenspezifischen Risiken wäre sichergestellt.

3. Um patientenrelevanten Zusatznutzen und Behandlungseffizienz durch digitale Unterstützung in der Routineversorgung zu verbessern, müssen wichtige, aktuell noch fehlende Voraussetzungen auf Systemebene geschaffen werden.
   Ohne einheitlichen und im ambulanten und stationären Sektor gleichermaßen geeigneten Standard für die Abbildung von Arzneimitteltherapie inklusive komplexer

Dosierungen in maschinenverarbeitbarer Form wird Digitalisierung keine flächendeckende Verbesserung von Qualität, Sicherheit und Effizienz der Arzneimitteltherapie bewirken können, und Probleme sektorenübergreifenden Informationsaustauschs werden unlösbar bestehen bleiben. Auch müssen Allergien/Unverträglichkeiten und Ergebnisse von Laboruntersuchungen interoperabel, das heißt nach hierfür zu definierenden Standards maschinenverarbeitbar kodiert werden. Eine zentrale chronologische Dokumentation der Arzneimitteltherapie sollte in der ePA erfolgen, aus der alle Derivate wie BMP, eMP und Angaben zur Arzneimitteltherapie in der Patientenkurzakte oder im Notfalldatensatz befüllt werden. Dass dies nicht als Dokument (PDF), sondern maschinenverarbeitbar, das heißt in einer Datenbankstruktur, erfolgen muss, ist selbstredend. Die ePA ist dementsprechend zu qualifizieren. Zwingend erforderlich für Interoperabilität ist auch die Verfügbarkeit von standardisierten Schnittstellen bei Softwaresystemen in Krankenhäusern, Arztpraxen und Apotheken, um die Informationen zur Arzneimitteltherapie und zu therapierelevanten Patientenfaktoren austauschen zu können. Ohne diese Voraussetzungen bleiben Interoperabilität, Zusatznutzen und Effizienzsteigerung eine nicht erreichbare Vision.

Digitalisierung bietet erhebliche Chancen für die Verbesserung von AMTS, Versorgungseffizienz und Patienten-Empowerment. Digitalisierung ist sogar notwendige Voraussetzung für die Gewährleistung von AMTS. Patientenrelevanter Zusatznutzen und höhere Versorgungseffizienz sind aber nicht die zwangsläufige Folge von Digitalisierung. Digitalisierung kann auch – bekannt als „IT Productivity Paradox" – die Arbeitseffizienz dramatisch reduzieren (Jones et al., 2012) und neue Risiken in den Behandlungsprozess einführen, statt bestehende zu beheben (Brown et al., 2017; Sittig et al., 2016). Die Einführung digitaler Unterstützung des Arzneimitteltherapieprozesses muss daher als multifaktorielle Intervention verstanden und schrittweise entwickelt und erprobt werden (Craig et al., 2008; Moore et al., 2015). Hierzu leisten die vorgestellten Analysen und die Innovationsfondsprojekte der BARMER einen Beitrag – damit die Arzneimitteltherapie 2025 sicher und digital ist. Rechnet man die in AdAM beobachteten Effekte auf alle 18 Millionen Patienten mit Polypharmazie in Deutschland hoch, können allein durch diese digital unterstützte Versorgungsform etwa 65.000 bis 70.000 Todesfälle jährlich verhindert werden.

Anhang

Anhang

Veronika Lappe, Ingrid Schubert

Methodische Hinweise zu den Arzneimittelanalysen

Im vorliegenden Report werden die bei der BARMER vorhandenen Abrechnungsdaten zu den verordneten Arzneimitteln, Diagnosen und stationaren Krankenhausaufenthalten der Versicherten herangezogen, um Umfang und Art der Arzneimitteltherapie bei BARMER-Versicherten zu beschreiben. Diese Daten wurden ursprünglich zu anderen Zwecken – vor allem zu Abrechnungszwecken – erhoben und werden in sekundärer Nutzung für wissenschaftliche Analysen herangezogen. Wie auch bei Studien mit Primärdaten (Befragungen oder Patientenuntersuchungen) gelten besondere Regeln und Empfehlungen, die bei der Datennutzung und Interpretation der Ergebnisse zu berücksichtigen und auch bei den hier durchgeführten Analysen zur Anwendung gekommen sind. Eine ausführliche Beschreibung der vorhandenen Datenquellen und Anwendungsmöglichkeiten findet sich im Handbuch „Routinedaten im Gesundheitswesen" (Swart et al., 2014). Hinweise zum Umgang mit Routinedaten geben die Leitlinie „Gute Praxis Sekundärdatenanalyse" (AGENS, 2015) und das „Sonderheft Methodische Aspekte der Sekundärdatenanalyse" der Zeitschrift Gesundheitswesen (Sonderheft, 2020). Für die hier durchgeführten Analysen werden entsprechend den Datenschutzbestimmungen anonymisierte Daten genutzt, das bedeutet, dass der einzelne Versicherte nicht identifizierbar ist, aber verschiedene Informationen zum Versicherten, wie etwa die Diagnosen und die Verordnungen, mittels einer Pseudo-Versichertennummer, zusammengeführt werden können. Die Versorgung der Versicherten kann im Spiegel der Krankenkassendaten nachgezeichnet werden. Somit kann, wie in diesem Report, dargestellt werden, wie häufig Versicherte in einer Lebensdekade Arzneimittel verordnet bekommen und wie viele verordnende Ärztinnen und Ärzte sowie abgebende Apotheken daran beteiligt sind. Nachstehend werden allgemeine Informationen zu den Daten und ihrer Nutzung gegeben. Wichtige Details, die nur auf spezielle Analysen zutreffen, sind bei den jeweiligen Auswertungen vermerkt.

Datengrundlage

Die Auswertungen für den vorliegenden Arzneimittelreport beruhen auf den gemeinsamen und vereinheitlichten Datenbeständen der am 1. Januar 2010 fusionierten BARMER und GEK sowie auf den Daten der am 1. Januar 2017 ebenfalls zur BARMER fusionierten Deutschen BKK. Von diesen Versicherten standen Daten für die Jahre 2014 bis 2021 zur Verfügung. Diese Versicherten und die Daten ab 2019 flossen auch in die Arzneimittelanalysen des Schwerpunktteils für das Jahr 2020 ein. Zum Auswertungsbeginn der Zehn-Jahres-Analysen für das Schwerpunktthema standen die Daten von 2011 bis einschließlich 2020 zur Verfügung. Hier konnten die Versicherten der Deutschen BKK nicht in die Analysen einbezogen werden, da für sie die erforderlichen Daten nicht für den ganzen Zehn-Jahres-Zeitraum vorlagen.

Grundgesamtheit

Die Grundgesamtheit, über die Aussagen getroffen werden, sind die Versicherten der BARMER. Hierzu zählen die Mitglieder (pflicht- und freiwillig versichert) und die mitversicherten Familienangehörigen, die im jeweiligen Beobachtungsjahr bei der BARMER mindestens einen Tag versichert waren. Versicherte ohne Angabe des Bundeslandes, in dem sie wohnen, wurden nicht in die Grundgesamtheit des jeweiligen Jahres eingeschlossen. In diesem Arzneimittelreport wurde, damit alle BARMER-Reporte auf der gleichen Versichertenpopulation beruhen, auf eine gemeinsame Versichertengrundlage zurückgegriffen. Durch die veränderte Datengrundlage kommt es zu leichten Abweichungen der Versichertenzahlen zu vorangegangenen Arzneimittelreporten.

Versicherte wurden gewichtet mit ihrer Versicherungszeit berücksichtigt, um Effekten, die durch nicht ganzjährige Versicherungszeiten entstehen, Rechnung zu tragen. Da Versicherte durch Krankenkassenwechsel, Geburt und Tod nicht immer das ganze Jahr einer Krankenkasse angehören, wird bei den Berechnungen der Versichertenzahlen oder der Zahl der Inanspruchnehmer jeder Versicherte nur mit dem Anteil berücksichtigt, zu dem er im jeweils betrachteten Jahr versichert war. War er beispielsweise 183 Tage von 366 Tagen im Beobachtungsjahr versichert, fließt er nur als „0,5-Versicherter" in die Berechnung ein. Er wird also mit dem Anteil seiner Versicherungstage pro Jahr gewichtet, der zwischen 1/365 (ein Tag) und 365/365 (das ganz Jahr) beziehungsweise bei Schaltjahren 1/366 und 366/366 liegen kann. Versicherte können nur während ihrer Versicherungszeit Leistungen in Anspruch nehmen. Wenn Kosten oder Leistungen pro Empfänger berechnet werden, beispielsweise verordnete Tagesdosen (DDD) eines Arzneimittels, wird deswegen jeder Empfänger nur mit dem Anteil seiner Versicherungstage entsprechend berücksichtigt. Haben beispielsweise zehn Versicherte, die jeweils nur ein halbes Jahr versichert waren, zusammen 100 DDD eines Arzneimittels erhalten, wird die DDD pro Empfänger folgendermaßen berechnet: 100 DDD / (10 × 0,5). Das entspricht 20 DDD pro Empfänger. Zu den Versicherten standen Informationen zu Alter, Geschlecht, Versichertenzeiten und Bundesland des Wohnorts (Stammdaten) zur Verfügung.

Arzneimittelverordnungen

Ausgewertet werden Abrechnungsdaten der BARMER zu verordneten Arzneimitteln der Jahre 2014 bis 2021, um den Arzneimittelverbrauch in Menge und Kosten über die Zeit darzustellen. Die in diesem Report ausgewiesenen Arzneimittelverordnungen umfassen nur die Arzneimittel, die von der gesetzlichen Krankenkasse erstattet werden, das bedeutet verschreibungspflichtige Arzneimittel, die einem Versicherten verordnet und an ihn oder an den Arzt zur Applikation abgegeben worden sind. Apothekenpflichtige (außer bei Kindern bis zwölf Jahren oder bei Erstattung aufgrund der Regelungen der Arzneimittelrichtlinie) sowie freiverkäufliche Arzneimittel bleiben unberücksichtigt. Hierunter fällt auch die Selbstmedikation (OTC = Over-the-counter-Präparate), die ebenfalls nicht in die Analysen einbezogen werden kann. Auch Arzneimittel, die der Arzt über den Sprechstundenbedarf abrechnet, können wegen fehlenden Versichertenbezugs nicht berücksichtigt werden.

Jedes Fertigarzneimittel ist anhand einer bundeseinheitlichen Nummer, der sogenannten Pharmazentralnummer (PZN), erkennbar. Über die Stammdatei des Wissenschaftlichen Instituts der AOK (WIdO) wird für die Analyse ein aus Zahlen und Buchstaben bestehender Kode, die Anatomisch-Therapeutisch-Chemische Klassifikation (ATC-Kode), zugeordnet sowie die für den ATC-Kode definierten Tagesdosen (DDD) (DIMDI, 2022). Dadurch ist der Wirkstoff erkennbar und die Verordnungsmenge in DDD berechenbar. Beim Vergleich mehrerer Jahre wird die aktuelle WIdO-Stammdatei für alle Auswertungsjahre verwendet. Für das Schwerpunktthema „Arzneimitteltherapie 2025. Sicher. Digital." wird die Datei mit Stand vom Januar 2021, für die anderen Analysen die Datei mit Stand vom Februar 2022 herangezogen. Einige therapeutische Gruppen, die insbesondere für die Übersichten zum Gesamtmarkt in diesem Report nicht von Interesse sind, werden aus den Analysen ausgeschlossen. Das betrifft folgende ATC-Gruppen: Diagnostika (V04), allgemeine Diätetika (V06), alle übrigen nichttherapeutischen Mittel (V07), Radiodiagnostika (V09), Wundverbände (V20), Homöopathika und Anthroposophika (V60), Rezepturen (V70) und Sondergruppen (V90). Stationär angewandte Arzneimittel werden überwiegend über Pauschalen abgerechnet und sind damit, von Ausnahmen abgesehen, nicht in den Daten abgebildet und somit einer Analyse nicht zugänglich. Neben Fertigarzneimitteln kommen individuell für den Patienten hergestellte parenterale Spezialrezepturen zum Einsatz. Diese spielen beispielsweise bei der onkologischen Therapie und bei Biologika eine große Rolle. Im ambulanten Sektor sind die eingesetzten Rezepturen durch eine Sonder-Pharmazentralnummer gekennzeichnet. Für diese Rezepturen erfolgt laut der 15. Novelle des Arzneimittelgesetzes (AMG) eine zusätzliche Datenlieferung an die Krankenkasse mit den in der Rezeptur verarbeiteten Fertigarzneimitteln, so dass – wie bei den Fertigarzneimitteln – die verarbeiteten Wirkstoffe und die verordneten Tagesdosen erkennbar sind. Bei diesen parenteralen Rezepturen wurde nur der ATC-Kode des Wirkstoffs und nicht weiterer parenteraler Lösungen der ATC-Gruppe B05, wie zum Beispiel physiologische Kochsalzlösung, berücksichtigt. Es liegen auch Angaben zum Verwurf vor, das bedeutet zur Menge des Wirkstoffs, die aus der zur Herstellung der Rezeptur angebrochenen Packung übrigbleibt und gegebenenfalls „verworfen", also entsorgt werden muss. Dieser Anteil, der nicht zur Anwendung kommt, muss ebenfalls erstattet werden und wird bei den Angaben zu Verordnungsmenge und Kosten bei den allgemeinen Analysen einbezogen. Bei der jahresweisen Betrachtung werden die im jeweiligen Jahr abgerechneten Verordnungen herangezogen. Das Ausstellungsdatum der Verordnung kann in einzelnen Fällen im Vorjahr liegen. Im Report wird als Kennzahl für den Arzneimittelverbrauch die Anzahl an verordneten Tagesdosen ausgewiesen. Bei der Berechnung der in einer Packung enthaltenen Tagesdosen wird die international für jeden Arzneimittelwirkstoff definierte Tagesdosis (defined daily dose, DDD) verwendet. Aus der in der Packung enthaltenen Wirkstoffmenge kann damit die enthaltene Anzahl an Tagesdosen errechnet werden. Die DDD ist eine rechnerische Größe (keine Therapieempfehlung) und bezieht sich auf die Erhaltungsdosis in der Hauptindikation. Methodische Grenzen findet dieses Verfahren dort, wo die Dosierung des Arzneimittelwirkstoffs erhebliche Unterschiede bei der Behandlung von unterschiedlichen Indikationen aufweist (wie beispielsweise bei Spironolacton), oder wenn sich die Dosierung mit dem Vorliegen einer Organfunktionseinschränkung, zum Beispiel der Nieren, relevant ändert.

Arzneimittelausgaben

Arzneimittelausgaben werden auf Basis des Apothekenabgabepreises in Euro und pro Versicherten gewichtet mit seiner Versichertenzeit ausgewiesen. Bei Rezepturen werden der Apothekenabgabepreis für die komplette Rezeptur einschließlich der Kosten für weitere Rezepturbestandteile, beispielsweise Trägerlösungen, und der Kosten für die Anfertigung der Rezeptur herangezogen. Zuzahlungen der Versicherten und Kosteneinsparungen durch Rabattverträge werden hierbei nicht berücksichtigt.

Facharztgruppenzuordnung

Bei den Auswertungen zur Facharztgruppe der rezeptausstellenden Ärzte wird die Zuordnung über die 2008 eingeführte Fachgebietskodierung in der achten und neunten Stelle der lebenslangen Arztnummer (LANR) vorgenommen. Da die Darstellung aller möglichen Fachgruppen zu unübersichtlich wäre, wurden diese für die Auswertungen in einigen Hauptgruppen zusammengefasst (Einteilung der Facharztgruppen siehe Anhang), wobei die Gruppen „sonstige Fachgebiete" und „unbekannt" bei den Ergebnissen nicht aufgeführt werden.

Schwerpunktthema „Arzneimitteltherapie 2025. Sicher. Digital."

Für den Schwerpunktteil werden Analysen für den Zehn-Jahres-Zeitraum 2011 bis 2020 sowie für das Jahr 2020 mit unterschiedlichen Studienpopulationen durchgeführt, die nachstehend beschrieben werden.

Studienpopulationen

Bei den Analysen, die die Behandlung im ambulanten und stationären Sektor sowie die Arzneimittelverordnung im ambulanten Sektor für den Zehn-Jahres-Zeitraum 2011 bis 2020 abbilden, werden BARMER-Versicherte mit Angabe zum Bundesland des Wohnorts einbezogen, die im Jahr 2020 40 Jahre und älter und in den Jahren 2011 bis 2020 durchgängig versichert waren. Hier können, wie oben beschrieben, ehemalige Versicherte der Deutschen BKK nicht berücksichtigt werden.

Für das Jahr 2020 werden Auswertungen zur ambulanten Arzneimitteltherapie, zu Kombinationen von Wirkstoffen sowie zu Patienten mit Polypharmazie durchgeführt. Diese beziehen sich auf durchgängig beziehungsweise ab ihrer Geburt oder bis zu ihrem Tod 2020 durchgängig BARMER versicherte Personen jeden Alters mit Angabe zum Bundesland des Wohnorts. Bei den Arzneimittelauswertungen sind die Verordnungen der Geborenen und Verstorbenen ab Geburt beziehungsweise bis zum Tod 2020 enthalten.

Da Pflichtversicherte einen nachgehenden Leistungsanspruch von einem Monat nach Versicherungsende haben, wenn dann nicht zum Beispiel die Familienversicherung greift, werden Versicherte mit einer Versicherungslücke von bis zu 31 Tagen als durchgängig versichert eingestuft.

Behandelnde Arztpraxen und rezeptbeliefernde Apotheken

In die Auswertung zur Anzahl der in zehn Jahren an der Behandlung beteiligten Arztpraxen, also Praxen mit verschiedenen Betriebsstättennummern (BSNR), werden Laborärzte (Facharztgruppe 48) nicht einbezogen, da in der Regel nur die Abrechnung der Laborleistungen über die Praxen stattfindet und kein direkter Arztkontakt erfolgt. Die unterschiedlichen rezeptbeliefernden Apotheken werden über das pseudonymisierte Institutskennzeichen differenziert.

Medikation

Es wird die im ambulanten Sektor zu Lasten der GKV verordnete Medikation betrachtet, die nach dem Apothekenabgabedatum zeitlich zugeordnet wird. Von der ATC-Gruppe „Varia" (ATC-Kode V) wird nur die Untergruppe V03 „Alle übrigen therapeutischen Mittel ohne Gewebekleber", „Mittel zur Embolisation, medizinische Gase und Ethanol" einbezogen. Bei den Auswertungen für das Jahr 2020 werden bei den Dermatika (ATC-Kode D) nur die, die systemisch angewendet werden, eingeschlossen (ATC-Kode D01B „Antimykotika zur systemischen Anwendung", D05B „Antipsoriatika zur systemischen Anwendung", D10B „Aknemittel zur systemischen Anwendung").

Wirkstoffe in Kombinations-ATC-Kodes

Die Arzneimittelanalysen werden auf Basis des ATC-Kodes nach Wirkstoffen (ATC siebenstellig) unter Berücksichtigung der Wirkstoffe in Kombinations-ATC-Kodes ausgewertet. ATC-Kodes, die Kombinationen von Wirkstoffen beschreiben, werden in die ATC-Kodes der Einzelwirkstoffe aufgespalten. Konnten alle namentlich genannten Wirkstoffe eines Kombinations-ATC-Kodes durch die ATC-Kodes der Einzelwirkstoffe verschlüsselt werden, wird der Kombinations-ATC-Kode nicht mehr in der Auswertung berücksichtigt. Das gilt auch, wenn neben den namentlich genannten Einzelwirkstoffen noch die Angabe „Kombinationen" angegeben ist. Kann nur ein Teil der namentlich genannten Einzelwirkstoffe verschlüsselt werden, bleibt zusätzlich der Kombinations-ATC-Kode in der Auswertung, und im Text zu diesem ATC-Kode wird dann der Name des Wirkstoffs genannt, für den kein eigener ATC-Kode zur Verfügung steht.

Gleichzeitige Anwendung von Wirkstoffen im Jahr 2020

Um zu bestimmen, welche Wirkstoffe ein Versicherter gleichzeitig einnimmt, muss der Anwendungszeitraum bestimmt werden. Als Anwendungszeitraum wird der Zeitraum ab dem Tag der Abgabe in der Apotheke bis zum Aufbrauchen der verordneten Menge bei Einnahme einer DDD angenommen. Eine Verordnungsmenge über einem Jahresbedarf wird als unwahrscheinlich erachtet, und in diesem Fall wird angenommen, dass eine Dosierung von über einer DDD angewendet wurde. Dementsprechend werden an einem Tag verordnete Mengen eines Wirkstoffs von mehr als 366 DDD auf 366 DDD gekürzt.

Von 2019 in das Jahr 2020 hineinreichende Verordnungen werden ab dem 1. Januar 2020 berücksichtigt. Tagesdosen von Verordnungen, die über das Jahresende hinausreichen, werden nur bis zum 31. Dezember 2020 in die Berechnungen einbezogen. Verordnungen, die in den Abrechnungsdaten des Jahres 2021 enthalten waren, aber bereits 2020 von der Apotheke abgegeben worden sind, werden ebenfalls berücksichtigt. Bei den parenteralen Spezialrezepturen kann der anfallende Verwurf, also die Wirkstoffmenge, die bei der Herstellung der Rezeptur nicht benötigt und verworfen wird, zu Lasten der Krankenkasse abgerechnet werden. Die darauf entfallenden DDD werden nicht in die Berechnung des Anwendungszeitraums einbezogen. Der tatsächliche Anwendungszeitraum kann von dem definitionsgemäßen abweichen, wenn der Patient eine von der DDD abweichende Dosis anwendet. Ebenso kann das Arzneimittel nicht direkt nach der Einlösung des Rezepts beziehungsweise teilweise oder gar nicht angewendet worden sein.

Es wird ausgewertet, in welchen Zweierkombinationen Wirkstoffe gleichzeitig zur Anwendung zur Verfügung standen. Wenn das bei einem Versicherten für mehr als zwei Arzneimittel galt, werden alle möglichen Zweierkombinationen dieser Wirkstoffe in die Auswertung aufgenommen.

Literatur

Arbeitsgruppe Erhebung und Nutzung von Sekundardaten (AGENS) der Deutschen Gesellschaft für Sozialmedizin und Prävention (DGSMP) und der Deutschen Gesellschaft für Epidemiologie (DGEpi) (2015). Gute Praxis Sekundärdatenanalyse (GPS) Leitlinien und Empfehlungen (3. Fassung, Version 2012/2014). Gesundheitswesen 2015, 77 (02), 120–126. doi: 10.1055/s-0034-1396815.

DIMDI – Deutsches Institut für Medizinische Dokumentation und Information (2022). Anatomisch-Therapeutisch Chemische Klassifikation mit Tagesdosen. Amtliche Fassung des ATC-Index mit DDD-Angaben für Deutschland im Jahre 2022. Verfügbar unter: https://www.wido.de/publikationen-produkte/arzneimittel-klassifikation/amtliche-atc-klassifikation [07.06.2022]

Sonderheft Methodische Aspekte der Sekundärdatenanalyse (2020). Gesundheitswesen 2020, 82, Supp. 1: Aufbereitung und Validierung verschiedener Sekundärdatenquellen sowie Gesundheitswesen 2020, 82, Supp 2: Datenlinkage und spezifische Methoden der Sekundärdatenanalyse. Thieme Verlag Stuttgart.

Swart, E., Ihle, P., Gothe, H. & Matusiewicz, D. (Hrsg.) (2014). Routinedaten im Gesundheitswesen. Handbuch Sekundärdatenanalyse: Grundlagen, Methoden und Perspektiven. 2. vollständig überarbeitete Auflage. Bern.

Tabellenanhang

Tabelle A 1: Einteilung der Facharztgruppen

Facharztgruppe laut LANR	Fachgebiet	Einteilung durch BARMER
00	unbekannt	unbekannt
01	Allgemeinmediziner (Hausarzt)	Allgemeinmedizin (inkl. HA-Internist)
02	Arzt / praktischer Arzt (Hausarzt)	Allgemeinmedizin (inkl. HA-Internist)
03	Internist (Hausarzt)	Allgemeinmedizin (inkl. HA-Internist)
04	Anästhesiologie	sonstige Fachgebiete
05	Augenheilkunde	Augenheilkunde
06	Chirurgie – Allgemeine Chirurgie	sonstige Fachgebiete
07	Gefäßchirurgie	sonstige Fachgebiete
08	Viszeralchirurgie	sonstige Fachgebiete
09	Kinderchirurgie	sonstige Fachgebiete
10	Orthopädie	Orthopädie
11	Unfallchirurgie	sonstige Fachgebiete
12	Chirurgie – Rheumatologie	sonstige Fachgebiete
13	Plastische Chirurgie	sonstige Fachgebiete
14	Thoraxchirurgie	sonstige Fachgebiete
15	Frauenheilkunde	Gynäkologie
16	Gynäkologische Endokrinologie und Reproduktionsmedizin	sonstige Fachgebiete
17	Gynäkologische Onkologie	Hämatologie und Onkologie
18	Spezielle Geburtshilfe und Perinatalmedizin	sonstige Fachgebiete
19	Hals-Nasen-Ohrenheilkunde	Hals-Nasen-Ohrenheilkunde
20	Phoniatrie	sonstige Fachgebiete
21	Haut- und Geschlechtskrankheiten	Dermatologie
22	Humangenetik	sonstige Fachgebiete
23	Internist (Facharzt)	Innere Medizin
24	Angiologie	sonstige Fachgebiete
25	Endokrinologie und Diabetologie	Endokrinologie und Diabetologie
26	Gastroenterologie	Gastroenterologie

Facharztgruppe laut LANR	Fachgebiet	Einteilung durch BARMER
27	Hämatologie und Onkologie	Hämatologie und Onkologie
28	Kardiologie	Kardiologie
29	Nephrologie	Nephrologie
30	Pneumologie	Pneumologie
31	Innere Medizin / Rheumatologie	Rheumatologie
32	Geriatrie	Geriatrie
33	Infektiologie	sonstige Fachgebiete
34	Kinderarzt (Hausarzt)	Pädiatrie
35	Kinder-Hämatologie und -Onkologie (Hausarzt)	Pädiatrie
36	Kinder-Kardiologie (Hausarzt)	Pädiatrie
37	Neonatologie (Hausarzt)	Pädiatrie
38	Neuropädiatrie (Hausarzt)	Pädiatrie
39	Kinder-Pneumologie (Hausarzt)	Pädiatrie
40	Kinderarzt (Facharzt)	Pädiatrie
41	Kinder-Hämatologie und -Onkologie (Facharzt)	Hämatologie und Onkologie
42	Kinder-Kardiologie (Facharzt)	Kardiologie
43	Neonatologie (Facharzt)	sonstige Fachgebiete
44	Neuropädiatrie (Facharzt)	sonstige Fachgebiete
45	Kinder-Pneumologie (Facharzt)	Pneumologie
46	Kinder- und Jugendmedizin (Teilnahme an haus- und fachärztlicher Versorgung)	Pädiatrie
47	Kinder- und Jugendpsychiatrie und -psychotherapie	Psychiatrie und Psychotherapie
48	Laboratoriumsmedizin	sonstige Fachgebiete
49	Mikrobiologie, Virologie und Infektionsepidemiologie	sonstige Fachgebiete
50	Mund-Kiefer-Gesichtschirurgie	sonstige Fachgebiete
51	Nervenheilkunde	Neurologie
52	Neurochirurgie	sonstige Fachgebiete
53	Neurologie	Neurologie
54	Nuklearmedizin	sonstige Fachgebiete
55	Neuropathologie	sonstige Fachgebiete

Facharztgruppe laut LANR	Fachgebiet	Einteilung durch BARMER
56	Pathologie	sonstige Fachgebiete
57	Physikalische und Rehabilitative Medizin	sonstige Fachgebiete
58	Psychiatrie und Psychotherapie	Psychiatrie und Psychotherapie
59	Forensische Psychiatrie	Psychiatrie und Psychotherapie
60	Psychosomatische Medizin und Psychotherapie	sonstige Fachgebiete
61	Psychotherapeutisch tätiger Arzt	sonstige Fachgebiete
62	Radiologie	sonstige Fachgebiete
63	Kinderradiologie	sonstige Fachgebiete
64	Neuroradiologie	sonstige Fachgebiete
65	Strahlentherapie	sonstige Fachgebiete
66	Transfusionsmedizin	sonstige Fachgebiete
67	Urologie	Urologie
68	Psychologischer Psychotherapeut	Psychiatrie und Psychotherapie
69	Kinder- und Jugendlichen-Psychotherapeut	Psychiatrie und Psychotherapie
70–98	zur freien Verfügung der kassenärztlichen Vereinigungen	sonstige Fachgebiete
99	Sonstige Ärzte	sonstige Fachgebiete
Z	Zahnärzte	sonstige Fachgebiete

Quelle: BARMER-Daten 2021

Tabelle A 2: Kumulative Häufigkeiten der Anzahl Arztbesuche mit
Arzneimittelverordnung in der Lebensdekade 2011 bis 2020

	Männer 40 bis 59	Männer 60 bis 79	Männer ab 80	Frauen 40 bis 59	Frauen 60 bis 79	Frauen ab 80
10	69,69	89,11	96,76	81,16	91,68	97,28
20	50,96	81,21	94,34	64,46	84,90	95,24
30	39,56	74,16	91,56	52,32	78,46	92,82
40	30,74	66,42	87,87	42,03	71,30	89,60
50	23,08	57,08	82,52	32,49	62,29	84,86
60	17,44	48,32	76,12	24,88	53,42	79,19
70	13,36	40,67	69,48	19,21	45,43	72,98
80	10,36	34,04	62,60	14,93	38,33	66,49
90	8,15	28,34	55,64	11,71	32,12	59,89
100	6,48	23,54	48,88	9,26	26,82	53,37
110	5,19	19,55	42,60	7,37	22,35	47,15
120	4,23	16,25	36,64	5,94	18,59	41,33
130	3,47	13,49	31,33	4,82	15,47	35,93
140	2,86	11,20	26,58	3,95	12,87	31,03
150	2,38	9,34	22,44	3,26	10,71	26,65
160	1,99	7,78	18,90	2,71	8,95	22,79

Quelle: BARMER-Daten 2021

Verzeichnisse

Verzeichnisse

Abkürzungsverzeichnis

AkdÄ	Arzneimittelkommission der deutschen Ärzteschaft
AMG	Arzneimittelgesetz
ATC-Kode	Anatomisch-Therapeutisch-Chemische Klassifikation
AWMF	Arbeitsgemeinschaft der Wissenschaftlichen Medizinischen Fachgesellschaften e. V.
BfArM	Bundesinstitut für Arzneimittel und Medizinprodukte
BIP	Bruttoinlandsprodukt
BMP	bundeseinheitlicher Medikationsplan
BSNR	Betriebsstättennummern
CPOE/CDS-Systeme	Computerized Physician Order Entry / Clinical Decision Support Elektronische Erfassung von Arzneimittelverordnung mit Entscheidungsunterstützungssystemen
DDD	definierte Tagesdosis
DGIM	Deutsche Gesellschaft für Innere Medizin
DKI	Deutsches Krankenhausinstitut
DOAK	direktes orales Antikoagulans
EKG	Elektrokardiogramm
EMA	European Medicines Agency (Europäische Arzneimittel-Agentur)
eMP	elektronischer Medikationsplan
ePA	elektronische Patientenakte

G-BA	Gemeinsamer Bundesausschuss
GSAV	Gesetz für mehr Sicherheit in der Arzneimittelversorgung
IfSG	Infektionsschutzgesetz
KHZG	Krankenhauszukunftsgesetz
KIM	Kommunikation im Medizinwesen
LANR	lebenslange Arztnummer
OTC	Over-the-counter-Präparat
PZN	Pharmazentralnummer
SVR	Sachverständigenrat zur Begutachtung der Entwicklung im Gesundheitswesen
TI	Telematikinfrastruktur
UAW	unerwünschte Arzneimittelwirkung
VOSG	Gesetz zur Stärkung der Vor-Ort-Apotheken
WIdO	Wissenschaftliches Institut der AOK

Abbildungsverzeichnis

Abbildung 1.1:   Veränderung der Arzneimittelausgaben für BARMER-Versicherte im Vergleich zum jeweiligen Vorjahr in Millionen Euro 29

Abbildung 1.2:   Anteil an den Arzneimittelausgaben nach Anteil der BARMER-Versicherten mit Arzneimittelverordnung im Jahr 2021 34

Abbildung 1.3:   Anteil der BARMER-Versicherten mit Arzneimittelverordnung, für deren Behandlung 50 Prozent der Ausgaben für Arzneimittel aufgewendet werden, in den Jahren 2014 bis 2021 35

Abbildung 2.1:   (Kumulative) Häufigkeiten der Anzahl verschiedener verordnender Arztpraxen in der Lebensdekade 2011 bis 2020 69

Abbildung 2.2:   Kumulative Häufigkeiten der Anzahl Arztbesuche mit Arzneimittelverordnung in der Lebensdekade 2011 bis 2020 72

Abbildung 2.3:   (Kumulative) Häufigkeiten der Anzahl in der Lebensdekade 2011 bis 2020 verordneter verschiedener Wirkstoffe 80

Abbildung 2.4:   Versicherte mit gleichzeitig drei oder mehr Arzneimittel-wirkstoffen im Jahr 2020 85

Abbildung 2.5:   Versicherte mit Polypharmazie (gleichzeitig fünf oder mehr Arzneimittelwirkstoffe) im Jahr 2020 86

Abbildung 2.6:   (Kumulative) Häufigkeiten der Anzahl verschiedener zur Rezepteinlösung aufgesuchter Apotheken in der Lebensdekade 2011 bis 2020 93

Abbildung 2.7:   (Kumulative) Häufigkeiten der Anzahl verschiedener zur Rezepteinlösung von Versicherten mit Polypharmazie aufgesuchter Apotheken im Jahr 2020 96

Abbildung 2.8:   Komplexität der Arzneimitteltherapie in zehn Jahren 103

Abbildung 2.9:   Komplexität der Arzneimitteltherapie der oberen zehn Prozent der Patienten 105

Abbildung 2.10:   Verfügbarkeit für die Behandlung notwendiger Informationen für Notfallpatienten bei Krankenhausaufnahme in Prozent der Patienten 116

Abbildung 2.11:   Zusammenwirken der neuen Versorgungsformen 121

Abbildung 2.12:   Schematische Darstellung des AdAM-Prozesses 123

Abbildung 2.13:   Schematische Darstellung des eRIKA-Prozesses 130

Abbildung 2.14:   Befragung von Patienten zu Elementen der neuen

Versorgungsform TOP 138

Abbildung 2.15:   Befragung von Ärzten zu Elementen der neuen

Versorgungsform TOP 139

Tabellenverzeichnis

Tabelle 1.1: Kennzahlen zur Arzneimitteltherapie BARMER-Versicherter im Jahr 2021 26

Tabelle 1.2: Gesamtausgaben für Arzneimittel BARMER-Versicherter 2014 bis 2021 28

Tabelle 1.3: Arzneimittelwirkstoffe mit den höchsten Umsätzen bei BARMER-Versicherten im Jahr 2021 31

Tabelle 1.4: Arzneimittelwirkstoffe mit den höchsten Umsatzsteigerungen bei BARMER-Versicherten von 2020 bis 2021 32

Tabelle 1.5: Anteil BARMER-Versicherter mit Arzneimittelverordnung mit darauf entfallendem Anteil der Arzneimittelausgaben im Jahr 2021 34

Tabelle 1.6: Top 20 der am häufigsten eingesetzten Arzneimittelwirkstoffe nach Anzahl BARMER-Versicherter mit Arzneimitteltherapie im Jahr 2021 36

Tabelle 1.7: Top-20-Arzneimittel mit der stärksten Steigerung der Anzahl behandelter Patienten im Jahr 2021 38

Tabelle 1.8: Ausgaben für Arzneimittel BARMER-Versicherter nach Fachgruppenzugehörigkeit des verordnenden Arztes in den Jahren 2017 und 2021 39

Tabelle 1.9: Durchschnittliche Ausgaben für Arzneimittel pro BARMER-Versicherten mit Arzneimitteltherapie nach Fachgruppenzugehörigkeit des verordnenden Arztes in den Jahren 2017 und 2021 40

Tabelle 1.10: Die 20 umsatzstärksten von Hausärzten und hausärztlich tätigen Internisten verordneten Arzneimittel bei BARMER-Versicherten im Jahr 2021 42

Tabelle 1.11: BARMER-Versicherte mit Arzneimitteltherapie nach Anzahl der ihnen Arzneimittel verordnenden Ärzte im Jahr 2021 43

Tabelle 1.12: Arzneimittelausgaben pro BARMER-Versicherten in Abhängigkeit von Lebensalter und Geschlecht in den Jahren 2017 und 2021 44

Tabelle 1.13: Veränderungen der Arzneimittelausgaben und der verordneten Tagesdosen (DDD) pro BARMER-Versicherten in Abhängigkeit vom Lebensalter in Prozent 45

Tabelle 1.14: Kennzahlen zur Verordnung von Onkologika im ambulanten Sektor ... 46

Tabelle 1.15: Kostenanstieg Onkologika im Vergleich zu anderen Arzneimitteln 47

Tabelle 1.16: Versicherte mit hohen Onkologikatherapiekosten in einem
Beobachtungszeitraum von drei Jahren 48

Tabelle 1.17: Top 20 der onkologischen Arzneimittel mit den höchsten Kosten
pro Empfänger im Jahr 2021 49

Tabelle 1.18: Top 20 der umsatzstärksten onkologischen Arzneimittel bei
BARMER-Versicherten im Jahr 2021 50

Tabelle 1.19: Top 20 der Onkologika mit der höchsten absoluten Kostensteigerung bei BARMER-Versicherten im Jahr 2021 52

Tabelle 2.1: Mittlere Anzahl verschiedener Diagnosegruppen in der
Lebensdekade 2011 bis 2020 62

Tabelle 2.2: Perzentile der Anzahl verschiedener Diagnosegruppen in der
Lebensdekade 2011 bis 2020 63

Tabelle 2.3: Mittlere Anzahl verschiedener an der Behandlung beteiligter
Arztpraxen in der Lebensdekade 2011 bis 2020 64

Tabelle 2.4: Perzentile der Anzahl verschiedener an der Behandlung beteiligter
Arztpraxen in der Lebensdekade 2011 bis 2020 65

Tabelle 2.5: Kumulative Häufigkeiten der Anzahl verschiedener an der Behandlung beteiligter Arztpraxen in der Lebensdekade 2011 bis 2020 66

Tabelle 2.6: Mittlere Anzahl verschiedener verordnender Arztpraxen in der
Lebensdekade 2011 bis 2020 67

Tabelle 2.7: Perzentile der Anzahl verschiedener verordnender Arztpraxen in
der Lebensdekade 2011 bis 2020 68

Tabelle 2.8: Mittlere Anzahl Arztbesuche mit Arzneimittelverordnung in der
Lebensdekade 2011 bis 2020 70

Tabelle 2.9: Perzentile der Anzahl Arztbesuche mit Arzneimittelverordnung in
der Lebensdekade 2011 bis 2020 71

Tabelle 2.10: Mittlere Anzahl ausgestellter Rezeptblätter mit
Arzneimittelverordnung in der Lebensdekade 2011 bis 2020 73

Tabelle 2.11: Perzentile der Anzahl ausgestellter Rezeptblätter mit
Arzneimittelverordnung in der Lebensdekade 2011 bis 2020 74

Tabelle 2.12:   Kumulative Häufigkeiten der Anzahl ausgestellter Rezeptblätter mit
                Arzneimittelverordnung in der Lebensdekade 2011 bis 2020 75

Tabelle 2.13:   Mittlere Anzahl verordneter Arzneimittelpackungen in der
                Lebensdekade 2011 bis 2020 77

Tabelle 2.14:   Perzentile der Anzahl verordneter Arzneimittelpackungen in der
                Lebensdekade 2011 bis 2020 78

Tabelle 2.15:   Mittlere Anzahl verordneter verschiedener Wirkstoffe in der
                Lebensdekade 2011 bis 2020 79

Tabelle 2.16:   Perzentile der Anzahl verordneter verschiedener Wirkstoffe in der
                Lebensdekade 2011 bis 2020 81

Tabelle 2.17:   Mittlere Anzahl im Jahr 2020 verordneter verschiedener Wirkstoffe .. 82

Tabelle 2.18:   Perzentile der Anzahl im Jahr 2020 verordneter
                verschiedener Wirkstoffe 83

Tabelle 2.19:   Ambulant verordnete Arzneimittelwirkstoffe (ATC-7-Steller),
                die mindestens 2,5 Prozent der Versicherten im Jahr 2020 zur
                Anwendung zur Verfügung standen 87

Tabelle 2.20:   Top 30 der häufigsten Zweierkombinationen gleichzeitig
                angewendeter Arzneimittelwirkstoffe im Jahr 2020 89

Tabelle 2.21:   Perzentile der Anzahl zur Rezepteinlösung aufgesuchter Apotheken
                in der Lebensdekade 2011 bis 2020 91

Tabelle 2.22:   Kumulative Häufigkeiten der Anzahl verschiedener zur
                Rezepteinlösung aufgesuchter Apotheken in der Lebensdekade
                2011 bis 2020 92

Tabelle 2.23:   Mittlere Anzahl zur Rezepteinlösung aufgesuchter Apotheken in
                der Lebensdekade 2011 bis 2020 94

Tabelle 2.24:   Mittlerer maximaler Anteil bei einer Apotheke eingelöster
                Arzneimittelrezepte in der Lebensdekade 2011 bis 2020 94

Tabelle 2.25:   Perzentile des maximalen Anteils bei einer Apotheke eingelöster
                Arzneimittelrezepte in der Lebensdekade 2011 bis 2020 95

Tabelle 2.26:   Mittlere Anzahl vollstationärer Krankenhausaufenthalte in der
                Lebensdekade 2011 bis 2020 97

Tabelle 2.27: Mindestens ein vollstationärer Krankenhausaufenthalt in den
Jahren 2011 bis 2020 98

Tabelle 2.28: Perzentile der Anzahl vollstationärer Krankenhausaufenthalte in
der Lebensdekade 2011 bis 2020 99

Tabelle 2.29: Kumulative Häufigkeiten der Anzahl vollstationärer
Krankenhausaufenthalte in der Lebensdekade 2011 bis 2020 100

Tabelle 2.30: Perzentile der Inanspruchnahme in der Lebensdekade
2011 bis 2020 106

Tabelle A 1: Einteilung der Facharztgruppen 157

Tabelle A 2: Kumulative Häufigkeiten der Anzahl Arztbesuche mit
Arzneimittelverordnung in der Lebensdekade 2011 bis 2020 160

Literaturverzeichnis

Abdel-Rahman, O. (2016). Evaluation of efficacy and safety of different pembrolizumab dose/schedules in treatment of non-small-cell lung cancer and melanoma: a systematic review. Immunotherapy, 8 (12), 1383–1391. doi: 10.2217/imt-2016-0075.

Abdelaziz, H. K., Saad, M., Pothineni, N. V. K., Megaly, M., Potluri, R., Saleh, M. et al. (2019). Aspirin for Primary Prevention of Cardiovascular Events. J Am Coll Cardiol, 73 (23), 2915–2929. doi: 10.1016/j.jacc.2019.03.501.

Alfaro-Lara, E. R., Santos-Ramos, B., Gonzalez-Mendez, A. I., Galvan-Banqueri, M., Vega-Coca, M. D., Nieto-Martin, M. D. et al. (2013). Medication reconciliation on hospital admission in patients with multiple chronic diseases using a standardised methodology. Rev Esp Geriatr Gerontol, 48 (3), 103–108. doi: 10.1016/j.regg.2012.11.011.

Andre, T., Amonkar, M., Norquist, J. M., Shiu, K. K., Kim, T. W., Jensen, B. V. et al. (2021). Health-related quality of life in patients with microsatellite instability-high or mismatch repair deficient metastatic colorectal cancer treated with first-line pembrolizumab versus chemotherapy (KEYNOTE-177): an open-label, randomised, phase 3 trial. Lancet Oncol, 22 (5), 665–677. doi: 10.1016/S1470-2045(21)00064-4.

Arzneimittelkommission der deutschen Ärzteschaft. (2020). Position der AkdÄ in Abstimmung mit der Bundesärztekammer zur Verbesserung der Arzneimitteltherapiesicherheit. Verfügbar unter: https://www.akdae.de/Stellungnahmen/Weitere/20200918.pdf.

Ashcroft, D. M., Lewis, P. J., Tully, M. P., Farragher, T. M., Taylor, D., Wass, V. et al. (2015). Prevalence, Nature, Severity and Risk Factors for Prescribing Errors in Hospital Inpatients: Prospective Study in 20 UK Hospitals. Drug Saf, 38 (9), 833–843. doi: 10.1007/s40264-015-0320-x.

Astrom-Lilja, C., Odeberg, J. M., Ekman, E. & Hagg, S. (2008). Drug-induced torsades de pointes: a review of the Swedish pharmacovigilance database. Pharmacoepidemiol Drug Saf, 17 (6), 587–592. doi: 10.1002/pds.1607.

Avery, A. J., Ghaleb, M., Barber, N., Dean Franklin, B., Armstrong, S. J., Serumaga, B. et al. (2013). The prevalence and nature of prescribing and monitoring errors in English general practice: a retrospective case note review. Br J Gen Pract, 63 (613), e543–553. doi: 10.3399/bjgp13X670679.

Balon, J. & Thomas, S. A. (2011). Comparison of hospital admission medication lists with primary care physician and outpatient pharmacy lists. J. Nurs. Scholarsh, 43 (3), S. 292–300. doi: 10.1111/j.1547-5069.2011.01409.x.

Barone, A., Giusti, A., Pizzonia, M., Razzano, M., Palummeri, E. & Pioli, G. (2006). A comprehensive geriatric intervention reduces short- and long-term mortality in older people with hip fracture. J Am Geriatr Soc, 54 (4), 711–712. doi: 10.1111/j.1532-5415.2006.00668_1.x.

Bartlett, G., Blais, R., Tamblyn, R., Clermont, R. J. & MacGibbon, B. (2008). Impact of patient communication problems on the risk of preventable adverse events in acute care settings. CMAJ, 178 (12), 1555–1562. doi: 10.1503/cmaj.070690.

Bates, D. W., Cullen, D. J., Laird, N., Petersen, L. A., Small, S. D., Servi, D. et al. (1995). Incidence of adverse drug events and potential adverse drug events. Implications for prevention. ADE Prevention Study Group. JAMA, 274 (1), S. 29–34. Verfügbar unter: http://www.ncbi.nlm.nih.gov/pubmed/7791255.

Batsis, J. A., Phy, M. P., Melton, L. J., 3rd, Schleck, C. D., Larson, D. R., Huddleston, P. M. et al. (2007). Effects of a hospitalist care model on mortality of elderly patients with hip fractures. J Hosp Med, 2 (4), 219–225. doi: 10.1002/jhm.207.

Batuwitage, B. T., Kingham, J. G., Morgan, N. E. & Bartlett, R. L. (2007). Inappropriate prescribing of proton pump inhibitors in primary care. Postgrad Med J, 83 (975), 66–68. doi: 10.1136/pgmj.2006.051151.

Bekkering, G. E., Agoritsas, T., Lytvyn, L., Heen, A. F., Feller, M., Moutzouri, E. et al. (2019). Thyroid hormones treatment for subclinical hypothyroidism: a clinical practice guideline. BMJ, 365, l2006. doi: 10.1136/bmj.l2006.

BfArM – Bundesinstitut für Arzneimittel und Medizinprodukte (2011). Rote-Hand-Brief Citalopram. Verfügbar unter: https://www.bfarm.de/SharedDocs/Risikoinformationen/Pharmakovigilanz/DE/RHB/2011/rhb-cipramil.html.

BfArM – Bundesinstitut für Arzneimittel und Medizinprodukte. (2020). Rückruf des Adrenalin-Autoinjektors Emerade®. Verfügbar unter: https://www.bfarm.de/SharedDocs/Risikoinformationen/Pharmakovigilanz/DE/RHB/2020/rhb-emerade.html.

Bloomfield, H.E., Greer, N., Linsky, A.M., Bolduc, J., Naidl, T., Vardeny, O., MacDonald, R., McKenzie, L. & Wilt, T.J. (2020). Deprescribing for Community-Dwelling Older Adults: a Systematic Review and Meta-analysis. J Gen Intern Med, 35 (11), S. 3323–3332. doi: 10.1007/s11606-020-06089-2.

Bottomley, A., Coens, C., Mierzynska, J., Blank, C. U., Mandala, M., Long, G. V. et al. (2021). Adjuvant pembrolizumab versus placebo in resected stage III melanoma (EORTC 1325-MG/KEYNOTE-054): health-related quality-of-life results from a double-blind, randomised, controlled, phase 3 trial. Lancet Oncol, 22 (5), 655–664. doi: 10.1016/S1470-2045(21)00081-4.

Brown, C. L., Mulcaster, H. L., Triffitt, K. L., Sittig, D. F., Ash, J. S., Reygate, K. et al. (2017). A systematic review of the types and causes of prescribing errors generated from using computerized provider order entry systems in primary and secondary care. J Am Med Inform Assoc, 24 (2), 432–440. doi: 10.1093/jamia/ocw119.

Budnitz, D. S., Pollock, D. A., Weidenbach, K. N., Mendelsohn, A. B., Schroeder, T. J. & Annest, J. L. (2006). National surveillance of emergency department visits for outpatient adverse drug events. JAMA, 296 (15), 1858–1866. 296/15/1858 [pii]; doi: 10.1001/jama.296.15.1858.

Clanet, R., Bansard, M., Humbert, X., Marie, V. & Raginel, T. (2015). [Systematic review of hospital discharge summaries and general practitioners' wishes]. Sante Publique, 27 (5), S. 701–711. Verfügbar unter: http://www.ncbi.nlm.nih.gov/pubmed/26752036.

Cornish, P. L., Knowles, S. R., Marchesano, R., Tam, V., Shadowitz, S., Juurlink, D. N. et al. (2005). Unintended medication discrepancies at the time of hospital admission. Arch. Intern. Med, 165 (4), 424–429. 165/4/424 [pii]; doi: 10.1001/archinte.165.4.424.

Craig, P., Dieppe, P., Macintyre, S., Michie, S., Nazareth, I., Petticrew, M. et al. (2008). Developing and evaluating complex interventions: the new Medical Research Council guidance. BMJ, 337, a1655. doi: 10.1136/bmj.a1655.

Chaudhary, R., Pagali, S., Garg, J., Murad, M. H., Wysokinski, W. E. & McBane, R. D., 2nd (2020). DOACs Versus VKAs in Older Adults Treated for Acute Venous Thromboembolism: Systematic Review and Meta-Analysis. J Am Geriatr Soc, 68 (9), 2021–2026. doi: 10.1111/jgs.16549.

Chong, L. L., Soon, Y. Y., Soekojo, C. Y., Ooi, M., Chng, W. J. & de Mel, S. (2021). Daratumu-mab-based induction therapy for multiple myeloma: A systematic review and meta-analysis. Crit Rev Oncol Hematol, 159, 103211. doi: 10.1016/j.critrevonc.2020.103211

Cutler, D. M. (2020). Are Pharmaceutical Companies Earning Too Much? JAMA, 323 (9), 829–830. doi: 10.1001/jama.2020.0351.

Dalal, A. K., Roy, C. L., Poon, E. G., Williams, D. H., Nolido, N., Yoon, C. et al. (2014). Impact of an automated email notification system for results of tests pending at discharge: a cluster-randomized controlled trial. J Am Med Inform Assoc, 21 (3), 473–480. doi: 10.1136/amiajnl-2013-002030.

De Winter, S., Spriet, I., Indevuyst, C., Vanbrabant, P., Desruelles, D., Sabbe, M. et al. (2010). Pharmacist- versus physician-acquired medication history: a prospective study at the emergency department. Qual Saf Health Care, 19 (5), 371–375. doi: 10.1136/qshc.2009.035014.

Desai, R., Williams, C. E., Greene, S. B., Pierson, S. & Hansen, R. A. (2011). Medication errors during patient transitions into nursing homes: characteristics and association with patient harm. Am J Geriatr Pharmacother, 9 (6), 413–422. doi: 10.1016/j.amjopharm.2011.10.005.

Desai, V. C., Heaton, P. C. & Kelton, C. M. (2012). Impact of the Food and Drug Administration's antipsychotic black box warning on psychotropic drug prescribing in elderly patients with dementia in outpatient and office-based settings. Alzheimers Dement, 8 (5), 453–457. doi: 10.1016/j.jalz.2011.08.004.

Dormann, H., Criegee-Rieck, M., Neubert, A., Egger, T., Geise, A., Krebs, S. et al. (2003a). Lack of awareness of community-acquired adverse drug reactions upon hospital admission: dimensions and consequences of a dilemma. Drug Saf, 26 (5), S. 353–362. Verfügbar unter: http://www.ncbi.nlm.nih.gov/pubmed/12650635.

Dormann, H., Criegee-Rieck, M., Neubert, A., Egger, T., Geise, A., Krebs, S. et al. (2003b). Lack of awareness of community-acquired adverse drug reactions upon hospital admission: Dimensions and consequences of a dilemma. Drug Safety, 26 (5), S. 353–362. Verfügbar unter: http://ovidsp.ovid.com/ovidweb.cgi?T=JS&NEWS=N&PAGE=-fulltext&AN=2003158427&D=emed6.

Dormann, H., Maas, R., Eickhoff, C., Muller, U., Schulz, M., Brell, D. et al. (2018). Standardized national medication plan: The pilot projects MetropolMediplan 2016, model region Erfurt, and PRIMA. Bundesgesundheitsblatt Gesundheitsforschung Gesundheitsschutz, 61 (9), 1093–1102. doi: 10.1007/s00103-018-2789-9.

Eggink, R. N., Lenderink, A. W., Widdershoven, J. W. & van den Bemt, P. M. (2010). The effect of a clinical pharmacist discharge service on medication discrepancies in patients with heart failure. Pharm World Sci, 32 (6), 759–766. doi: 10.1007/s11096-010-9433-6.

EMA (2022). Annual Report 2021 – The European Medicines Agency's contribution to science, medicines and health in 2021. Verfügbar unter: www.ema.europa.eu/en/documents/annual-report/2021-annual-report-european-medicines-agency_en.pdf.

Endres, H. G., Kaufmann-Kolle, P., Steeb, V., Bauer, E., Bottner, C. & Thurmann, P. (2016). Association between Potentially Inappropriate Medication (PIM) Use and Risk of Hospitalization in Older Adults: An Observational Study Based on Routine Data Comparing PIM Use with Use of PIM Alternatives. PLoS One, 11 (2), e0146811. doi: 10.1371/journal.pone.0146811.

Ernst, L. D. (2019). Do safer seizure medication choices during pregnancy result in fewer birth defects? Neurology, 93 (9), e935–e937. doi: 10.1212/WNL.0000000000008040.

Falconnier, A. D., Haefeli, W. E., Schoenenberger, R. A., Surber, C. & Martin-Facklam, M. (2001). Drug dosage in patients with renal failure optimized by immediate concurrent feedback. J. Gen. Intern. Med, 16 (6), S. 369–375. Verfügbar unter: http://www.ncbi.nlm.nih.gov/pubmed/11422633.

Fattinger, K., Roos, M., Vergeres, P., Holenstein, C., Kind, B., Masche, U. et al. (2000). Epidemiology of drug exposure and adverse drug reactions in two swiss departments of internal medicine. Br J Clin Pharmacol. 2000, 49 (2), 158–167. doi: 10.1046/j.1365-2125.2000.00132.x.

Forster, A. J., Murff, H. J., Peterson, J. F., Gandhi, T. K. & Bates, D. W. (2003). The incidence and severity of adverse events affecting patients after discharge from the hospital. Ann. Intern. Med, 138 (3), S. 161–167. Verfügbar unter: http://www.ncbi.nlm.nih.gov/pubmed/12558354.

Frederickson, A. M., Arndorfer, S., Zhang, I., Lorenzi, M., Insinga, R., Arunachalam, A. et al. (2019). Pembrolizumab plus chemotherapy for first-line treatment of metastatic nonsquamous non-small-cell lung cancer: a network meta-analysis. Immunotherapy, 11 (5), 407–428. doi: 10.2217/imt-2018-0193.

Friedman, S. M., Mendelson, D. A., Bingham, K. W. & Kates, S. L. (2009). Impact of a comanaged Geriatric Fracture Center on short-term hip fracture outcomes. 105. Arch. Intern. Med, 169 (18), 1712–1717. pii: 169/18/1712; doi: 10.1001/archinternmed.2009.321.

Gahr, M., Eller, J., Connemann, B. J. & Schonfeldt-Lecuona, C. (2016). Subjective Reasons for Non-Reporting of Adverse Drug Reactions in a Sample of Physicians in Outpatient Care. Pharmacopsychiatry, 49 (2), 57–61. doi: 10.1055/s-0035-1569291.

Gallagher, P. F., O'Connor, M. N. & O'Mahony, D. (2011). Prevention of potentially inappropriate prescribing for elderly patients: a randomized controlled trial using STOPP/ START criteria. Clin Pharmacol Ther, 89 (6), 845–854. doi: 10.1038/clpt.2011.44.

Garfinkel, D. & Levy, Y. (2022). Poly-De-Prescribing to Treat Polypharmacy: Lowering the Flames of the First Iatrogenic Epidemic. Isr Med Assoc J, 24 (6), S. 393–398. Verfügbar unter: https://www.ncbi.nlm.nih.gov/pubmed/35734839.

G-BA – Gemeinsamer Bundesausschuss (2020). Beschluss des Gemeinsamen Bundesausschusses über eine Änderung der Arzneimittel-Richtlinie (AM-RL): Anlage XII – Nutzenbewertung von Arzneimitteln mit neuen Wirkstoffen nach § 35a SGB V Tafamidis (neues Anwendungsgebiet: Amyloidose bei Kardiomyopathie). Verfügbar unter: https://www.g-ba.de/downloads/39-261-4421/2020-08-20_AM-RL-XII_ Tafamidis_D-510_BAnz.pdf.

Gerstein, H. C., Colhoun, H. M., Dagenais, G. R., Diaz, R., Lakshmanan, M., Pais, P. et al. (2019). Dulaglutide and cardiovascular outcomes in type 2 diabetes (REWIND): a double-blind, randomised placebo-controlled trial. Lancet, 394 (10193), 121–130. doi: 10.1016/S0140-6736(19)31149-3.

Giri, S., Grimshaw, A., Bal, S., Godby, K., Kharel, P., Djulbegovic, B. et al. (2020). Evaluation of Daratumumab for the Treatment of Multiple Myeloma in Patients With High-risk Cytogenetic Factors: A Systematic Review and Meta-analysis. JAMA Oncol, 6 (11), 1759–1765. doi: 10.1001/jamaoncol.2020.4338.

Glassman, P. A., Simon, B., Belperio, P. & Lanto, A. (2002). Improving recognition of drug interactions: benefits and barriers to using automated drug alerts. Med. Care, 40 (12), S. 1161–1171. Verfügbar unter: http://www.ncbi.nlm.nih.gov/pubmed/12458299.

Glintborg, B., Andersen, S. E. & Dalhoff, K. (2007). Insufficient communication about medication use at the interface between hospital and primary care. Quality & Safety in Health Care, 16 (1), S. 34–39.

Glintborg, B., Poulsen, H. E. & Dalhoff, K. P. (2008). The use of nationwide on-line prescription records improves the drug history in hospitalized patients. Br. J. Clin. Pharmacol, 65 (2), 265–269. pii: BCP3017; doi: 10.1111/j.1365-2125.2007.03017.x

Gnjidic, D., Hilmer, S. N., Blyth, F. M., Naganathan, V., Waite, L., Seibel, M. J. et al. (2012). Polypharmacy cutoff and outcomes: five or more medicines were used to identify community-dwelling older men at risk of different adverse outcomes. J Clin Epidemiol, 65 (9), 989–995. doi: 10.1016/j.jclinepi.2012.02.018.

Gorgels, A. P., Gijsbers, C., de Vreede-Swagemakers, J., Lousberg, A. & Wellens, H. J. (2003). Out-of-hospital cardiac arrest – the relevance of heart failure. The Maastricht Circulatory Arrest Registry. Eur. Heart J, 24 (13), S. 1204–1209. pii: S0195668X0300191X.

Grandt, D., Gamstätter, T. & Fölsch, U. R. (2020). Entwicklung von Empfehlungen zum Management von Arzneimitteltherapie bei Multimorbidität. Dtsch Med Wochenschr, 145, 1502–1506. doi: 10.1055/a-1234-9684.

Grandt, D., Lappe, V. & Schubert, I. (2018). BARMER Arzneimittelreport 2018. Berlin.

Grandt, D., Lappe, V. & Schubert, I. (2020). BARMER Arzneimittelreport 2020. Berlin.

Grandt, D., Lappe, V. & Schubert, I. (2021). BARMER Arzneimittelreport 2021. Berlin.

Green, C. F., Burgul, K. & Armstrong, D. J. (2010). A study of the use of medicine lists in medicines reconciliation: please remember this, a list is just a list. Int. J. Pharm. Pract, 18(2), S. 116–121. Verfügbar unter: http://www.ncbi.nlm.nih.gov/pubmed/20441121.

Hakkarainen, K. M., Gyllensten, H., Jonsson, A. K., Andersson Sundell, K., Petzold, M. & Hagg, S. (2014). Prevalence, nature and potential preventability of adverse drug events – a population-based medical record study of 4970 adults. Br J Clin Pharmacol, 78 (1), 170–183. doi: 10.1111/bcp.12314.

Hamilton, H., Gallagher, P., Ryan, C., Byrne, S. & O'Mahony, D. (2011). Potentially inappropriate medications defined by STOPP criteria and the risk of adverse drug events in older hospitalized patients. Arch Intern Med, 171 (11), 1013–1019. doi: 10.1001/archinternmed.2011.215.

Hardmeier, B., Braunschweig, S., Cavallaro, M., Roos, M., Pauli-Magnus, C., Giger, M. et al. (2004). Adverse drug events caused by medication errors in medical inpatients. Swiss medical weekly : official journal of the Swiss Society of Infectious Diseases, the Swiss Society of Internal Medicine, the Swiss Society of Pneumology, 134 (45–46), S. 664–670.

Hasenfuss, G., Gamstätter, T., Jung, N., Alt-Epping, B., Galle, J., Koop, H. et al. (2021). Klug entscheiden: No-Gos bei Medikamentenkombis. Dtsch Arztebl, 118 (12), A-630.

Haverkamp, W., Monnig, G., Schulze-Bahr, E., Haverkamp, F. & Breithardt, G. (2002). Physician-induced torsade de pointes--therapeutic implications. Cardiovasc. Drugs Ther, 16 (2), S. 101–109. Verfügbar unter: http://www.ncbi.nlm.nih.gov/pubmed/12090902.

Heinrich, M. C., Jones, R. L., von Mehren, M., Schoffski, P., Serrano, C., Kang, Y. K. et al. (2020). Avapritinib in advanced PDGFRA D842V-mutant gastrointestinal stromal tumour (NAVIGATOR): a multicentre, open-label, phase 1 trial. Lancet Oncol, 21 (7), 935–946. doi: 10.1016/S1470-2045(20)30269-2.

Hellstrom, L. M., Bondesson, A., Hoglund, P. & Eriksson, T. (2012). Errors in medication history at hospital admission: prevalence and predicting factors. BMC. Clin. Pharmacol, 12, 9. pii: 1472-6904-12-9; doi: 10.1186/1472-6904-12-9.

Hohl, C. M., Zed, P. J., Brubacher, J. R., Abu-Laban, R. B., Loewen, P. S. & Purssell, R. A. (2010). Do emergency physicians attribute drug-related emergency department visits to medication-related problems? Ann Emerg Med, 55 (6), 493–502 e494. doi: 10.1016/j.annemergmed.2009.10.008.

Holt, S., Schmiedl, S. & Thürmann, P. A. (2010). Potenziell inadäquate Medikation für ältere Menschen: Die PRISCUS-Liste. Dtsch Arztebl, 107 (31–32), S. 543–551.

Huddleston, J. M., Long, K. H., Naessens, J. M., Vanness, D., Larson, D., Trousdale, R. et al. (2004). Medical and surgical comanagement after elective hip and knee arthroplasty: a randomized, controlled trial. 168. Ann. Intern. Med, 141 (1), 28–38. doi: 10.7326/0003-4819-141-1-200407060-00012.

Hughes, L. D., McMurdo, M. E. & Guthrie, B. (2013). Guidelines for people not for diseases: the challenges of applying UK clinical guidelines to people with multimorbidity. Age Ageing, 42 (1), 62–69. doi: 10.1093/ageing/afs100.

Jones, S. S., Heaton, P. S., Rudin, R. S. & Schneider, E. C. (2012). Unraveling the IT productivity paradox – lessons for health care. N Engl J Med, 366 (24), 2243–2245. doi: 10.1056/NEJMp1204980.

Jonsson, A. K., Hakkarainen, K. M., Spigset, O., Druid, H., Hiselius, A. & Hagg, S. (2010). Preventable drug related mortality in a Swedish population. Pharmacoepidemiol Drug Saf, 19 (2), 211–215. doi: 10.1002/pds.1890.

Karapinar-Carkit, F., Borgsteede, S. D., Zoer, J., Egberts, T. C., van den Bemt, P. M. & van Tulder, M. (2012). Effect of medication reconciliation on medication costs after hospital discharge in relation to hospital pharmacy labor costs. Ann. Pharmacother, 46 (3), 329–338. pii: aph.1Q520; doi: 10.1345/aph.1Q520.

Keeping, S., Wu, E., Chan, K., Mojebi, A., Ferrante, S. A. & Balakumaran, A. (2018). Pembrolizumab versus the standard of care for relapsed and refractory classical Hodgkin's lymphoma progressing after brentuximab vedotin: an indirect treatment comparison. Expert Rev Hematol, 11 (6), 503–511. doi: 10.1080/17474086.2018.1475226.

Khullar, D., Ohn, J. A., Trusheim, M. & Bach, P. B. (2020). Understanding the Rewards of Successful Drug Development – Thinking Inside the Box. N Engl J Med, 382 (5), S. 473–480. doi: 10.1056/NEJMhpr1911004.

Klopotowska, J. E., Wierenga, P. C., Smorenburg, S. M., Stuijt, C. C., Arisz, L., Kuks, P. F. et al. (2013). Recognition of adverse drug events in older hospitalized medical patients. Eur J Clin Pharmacol, 69 (1), 75–85. doi: 10.1007/s00228-012-1316-4.

Klose, S., Pflock, R., Konig, I. R., Linder, R. & Schwaninger, M. (2020). Metamizole and the risk of drug-induced agranulocytosis and neutropenia in statutory health insurance data. Naunyn Schmiedebergs Arch Pharmacol, 393 (4), 681–690. doi: 10.1007/s00210-019-01774-4.

Kluchtzner, W. & Grandt, D. (2015). Influence of hospitalization on prescribing safety across the continuum of care: an exploratory study. BMC Health Serv Res, 15, 197. doi: 10.1186/s12913-015-0844-x.

Landgren, O., Hultcrantz, M., Diamond, B., Lesokhin, A. M., Mailankody, S., Hassoun, H. et al. (2021). Safety and Effectiveness of Weekly Carfilzomib, Lenalidomide, Dexamethasone, and Daratumumab Combination Therapy for Patients With Newly Diagnosed Multiple Myeloma: The MANHATTAN Nonrandomized Clinical Trial. JAMA Oncol. doi: 10.1001/jamaoncol.2021.0611.

Leal, H. M., Abellan, A. J., Casa Pina, M. T. & Martinez, C. J. (2004). [Patients on multiple medication: do they know the right doses? Do they take their medications correctly?]. Aten. Primaria, 33 (8), S. 451–456. Verfügbar unter: http://www.ncbi.nlm.nih.gov/pubmed/15151792.

Leape, L. L., Bates, D. W., Cullen, D. J., Cooper, J., Demonaco, H. J., Gallivan, T. et al. (1995). Systems analysis of adverse drug events. ADE Prevention Study Group. JAMA, 274 (1), S. 35–43. Verfügbar unter: http://www.ncbi.nlm.nih.gov/pubmed/7791256.

Ledley, F. D., McCoy, S. S., Vaughan, G. & Cleary, E. G. (2020). Profitability of Large Pharmaceutical Companies Compared With Other Large Public Companies. JAMA, 323 (9), 834–843. doi: 10.1001/jama.2020.0442.

Lee, J. J., Ha, A. C. T., Dorian, P., Verma, M., Goodman, S. G. & Friedrich, J. O. (2021). Meta-Analysis of Safety and Efficacy of Direct Oral Anticoagulants Versus Warfarin According to Time in Therapeutic Range in Atrial Fibrillation. Am J Cardiol, 140, S. 62–68. doi: 10.1016/j.amjcard.2020.10.064.

Lepori, V., Perren, A. & Marone, C. (1999). Adverse internal medicine drug effects at hospital admission. Schweiz Med Wochenschr, 129 (24), S. 915–922. Verfügbar unter: http://www.ncbi.nlm.nih.gov/pubmed/10413826.

Liao, X. Z., Fu, Y. H., Ma, J. Y., Zhu, W. G. & Yuan, P. (2020). Non-Vitamin K Antagonist Oral Anticoagulants Versus Warfarin in Patients with Atrial Fibrillation and Peripheral Artery Disease: a Systematic Review and Meta-Analysis. Cardiovasc Drugs Ther, 34 (3), 391–399. doi: 10.1007/s10557-020-06962-6.

Lindquist, L. A., Yamahiro, A., Garrett, A., Zei, C. & Feinglass, J. M. (2013). Primary care physician communication at hospital discharge reduces medication discrepancies. J. Hosp. Med, 8 (12), 672–677. doi: 10.1002/jhm.2098.

Lizaur-Utrilla, A., Calduch Broseta, J. V., Miralles Munoz, F. A., Segarra, S. M., Diaz, C. M. & Andreu, G. L. (2014). Eficacia de la asistencia compartida entre cirujanos e internistas para ancianos con fractura de cadera [Effectiveness of co-management between orthopaedic surgeons and internists for inpatient elders with hip fracture]. Med. Clin. (Barc.), 143 (9), 386–391. doi: 10.1016/j.medcli.2013.07.033.

Lledo, A., Dellva, M. A., Strombom, I. M., Wilkie, J. L., Jungemann, M. E., Royer, M. G. et al. (2007). Awareness of potential valvulopathy risk with pergolide and changes in clinical practice after label change: a survey among European neurologists. Eur J Neurol, 14 (6), 644–649. doi: 10.1111/j.1468-1331.2007.01801.x.

Mach, F., Baigent, C., Catapano, A. L., Koskinas, K. C., Casula, M., Badimon, L. et al. (2020). 2019 ESC/EAS Guidelines for the management of dyslipidaemias: lipid modification to reduce cardiovascular risk. Eur Heart J, 41 (1), 111–188. doi: 10.1093/eurheartj/ehz455.

Markovic, U., Romano, A., Del Fabro, V., Bellofiore, C., Bulla, A., Parisi, M. S. et al. (2021). Daratumumab as Single Agent in Relapsed/Refractory Myeloma Patients: A Retrospective Real-Life Survey. Front Oncol, 11, 624405. doi: 10.3389/fonc.2021.624405.

Marselis, D. & Hordijk, L. (2020). From blockbuster to „nichebuster": how a flawed legislation helped create a new profit model for the drug industry. BMJ, 370, m2983. doi: 10.1136/bmj.m2983.

Mazor, K. M., Andrade, S. E., Auger, J., Fish, L. & Gurwitz, J. H. (2005). Communicating safety information to physicians: an examination of dear doctor letters. Pharmacoepidemiol Drug Saf, 14 (12), 869–875. doi: 10.1002/pds.1102.

Mergenhagen, K. A., Blum, S. S., Kugler, A., Livote, E. E., Nebeker, J. R., Ott, M. C. et al. (2012). Pharmacist- versus physician-initiated admission medication reconciliation: impact on adverse drug events. Am J Geriatr Pharmacother, 10(4), 242–250. doi: 10.1016/j.amjopharm.2012.06.001.

MHRA – Medicines and Healthcare products Regulatory Agency (2021). Antiepileptic drugs in pregnancy: updated advice following comprehensive safety review. Drug Safety Update 14: No. 6, 7 Jan 2021. Verfügbar unter: https://www.gov.uk/drug-safety-update/antiepileptic-drugs-in-pregnancy-updated-advice-following-comprehensive-safety-review.

Mira, J. J., Lorenzo, S., Guilabert, M., Navarro, I. & Perez-Jover, V. (2015). A systematic review of patient medication error on self-administering medication at home. Expert. Opin. Drug Saf, 14 (6), 815–838. doi: 10.1517/14740338.2015.1026326.

Mira, J. J., Navarro, I. M., Guilabert, M. & Aranaz, J. (2012). Frequency of medication errors by patients. Rev Panam Salud Publica, 31 (2), S. 95–101. Verfügbar unter: http://www.ncbi.nlm.nih.gov/pubmed/22522870.

Mo, D. C., Luo, P. H., Huang, S. X., Wang, H. L. & Huang, J. F. (2021). Safety and efficacy of pembrolizumab plus lenvatinib versus pembrolizumab and lenvatinib monotherapies in cancers: A systematic review. Int Immunopharmacol, 91, 107281. doi: 10.1016/j.intimp.2020.107281.

Moore, G. F., Audrey, S., Barker, M., Bond, L., Bonell, C., Hardeman, W. et al. (2015). Process evaluation of complex interventions: Medical Research Council guidance. BMJ (Clinical research ed.), 350, h1258.

Mortensen, M. B. & Nordestgaard, B. G. (2020). 2019 vs. 2016 ESC/EAS statin guidelines for primary prevention of atherosclerotic cardiovascular disease. Eur Heart J. doi: 10.1093/eurheartj/ehaa150.

Muheim, L., Signorell, A., Markun, S., Chmiel, C., Neuner-Jehle, S., Blozik, E. et al. (2021). Potentially inappropriate proton-pump inhibitor prescription in the general population: a claims-based retrospective time trend analysis. Therap Adv Gastroenterol, 14, 1756284821998928. doi: 10.1177/1756284821998928.

Nardino, R. J., Vender, R. J. & Herbert, P. N. (2000). Overuse of acid-suppressive therapy in hospitalized patients. Am J Gastroenterol, 95 (11), 3118–3122. doi: 10.1111/j.1572-0241.2000.03259.x.

Oh, H. J., Ryu, K. H., Park, B. J. & Yoon, B. H. (2021). The risk of gastrointestinal hemorrhage with non-vitamin K antagonist oral anticoagulants: A network meta-analysis. Medicine (Baltimore), 100 (11), e25216. doi: 10.1097/md.0000000000025216.

O'Mahony, M. S. & Parbhoo, A. (2020). Deprescribing in older people. Br J Hosp Med (Lond), 81 (1), 1–9. doi: 10.12968/hmed.2019.0213.

Page, A. T., Clifford, R. M., Potter, K., Schwartz, D. & Etherton-Beer, C. D. (2016). The feasibility and effect of deprescribing in older adults on mortality and health: a systematic review and meta-analysis. Br J Clin Pharmacol, 82 (3), 583–623. doi: 10.1111/bcp.12975.

Parekh, N., Ali, K., Page, A., Roper, T. & Rajkumar, C. (2018). Incidence of Medication-Related Harm in Older Adults After Hospital Discharge: A Systematic Review. J Am Geriatr Soc. doi: 10.1111/jgs.15419.

Pavlovic, J., Kavousi, M., Ikram, M. A. & Leening, M. J. G. (2020). Updated treatment thresholds in the 2019 ESC/EAS dyslipidaemia guidelines substantially expand indications for statin use for primary prevention at population level: Results from the Rotterdam Study. Atherosclerosis, 299, 64–66. doi: 10.1016/j.atherosclerosis.2020.02.020.

Pennell, P. B., French, J. A., May, R. C., Gerard, E., Kalayjian, L., Penovich, P. et al. (2020). Changes in Seizure Frequency and Antiepileptic Therapy during Pregnancy. N Engl J Med, 38 3(26), 2547–2556. doi: 10.1056/NEJMoa2008663.

Perren, A., Donghi, D., Marone, C. & Cerutti, B. (2009). Economic burden of unjustified medications at hospital discharge. Swiss. Med. Wkly, 139 (29–30), 430–435. pii: smw-12624; doi: smw-12624.

Pevnick, J. M., Nguyen, C., Jackevicius, C. A., Palmer, K. A., Shane, R., Cook-Wiens, G. et al. (2018). Improving admission medication reconciliation with pharmacists or pharmacy technicians in the emergency department: a randomised controlled trial. BMJ Qual Saf, 27 (7), 512–520. doi: 10.1136/bmjqs-2017-006761.

Pevnick, J. M., Palmer, K. A., Shane, R., Wu, C. N., Bell, D. S., Diaz, F. et al. (2016). Potential benefit of electronic pharmacy claims data to prevent medication history errors and resultant inpatient order errors. J Am Med Inform Assoc, 23 (5), 942–950. doi: 10.1093/jamia/ocv171.

Phansalkar, S., Her, Q. L., Tucker, A. D., Filiz, E., Schnipper, J., Getty, G. et al. (2015). Impact of incorporating pharmacy claims data into electronic medication reconciliation. Am J Health Syst Pharm, 72 (3), 212–217. doi: 10.2146/ajhp140082.

Pirmohamed, M., James, S., Meakin, S., Green, C., Scott, A. K., Walley, T. J. et al. (2004). Adverse drug reactions as cause of admission to hospital: prospective analysis of 18 820 patients. BMJ, 329 (7456), S. 15–19. Verfügbar unter: http://www.ncbi.nlm.nih.gov/pubmed/15231615.

Ray, W. A., Meredith, S., Thapa, P. B., Meador, K. G., Hall, K. & Murray, K. T. (2001). Antipsychotics and the risk of sudden cardiac death. Arch. Gen. Psychiatry, 58 (12), S. 1161–1167. pii: yoa20305.

Remelli, F., Ceresini, M. G., Trevisan, C., Noale, M. & Volpato, S. (2022). Prevalence and impact of polypharmacy in older patients with type 2 diabetes. Aging Clin Exp Res. doi: 10.1007/s40520-022-02165-1.

Rind, D. M., Safran, C., Phillips, R. S., Wang, Q., Calkins, D. R., Delbanco, T. L. et al. (1994). Effect of computer-based alerts on the treatment and outcomes of hospitalized patients. Arch Intern Med, 154 (13), S. 1511–1517. Verfügbar unter: https://www.ncbi.nlm.nih.gov/pubmed/8018007.

Rinner, C., Grossmann, W., Sauter, S. K., Wolzt, M. & Gall, W. (2015). Effects of Shared Electronic Health Record Systems on Drug-Drug Interaction and Duplication Warning Detection. Biomed Res Int, 2015, 380497. doi: 10.1155/2015/380497.

Roane, T. E., Patel, V., Hardin, H. & Knoblich, M. (2014). Discrepancies identified with the use of prescription claims and diagnostic billing data following a comprehensive medication review. J Manag Care Pharm, 20 (2), S. 165–173. doi: 10.18553/jmcp.2014.20.2.165.

Robert, C., Schachter, J., Long, G. V., Arance, A., Grob, J. J., Mortier, L. et al. (2015). Pembrolizumab versus Ipilimumab in Advanced Melanoma. N Engl J Med, 372 (26), 2521–2532. doi: 10.1056/NEJMoa1503093.

Roden, D. M. (2004). Drug-induced prolongation of the QT interval. N. Engl. J. Med, 350 (10), 1013–1022. doi: 10.1056/NEJMra032426; pii: 350/10/1013.

Sarpatwari, A. & Kesselheim, A. S. (2019). Reforming the Orphan Drug Act for the 21st Century. N Engl J Med, 381 (2), 106–108. doi: 10.1056/NEJMp1902943.

Sbidian, E., Chaimani, A., Afach, S., Doney, L., Dressler, C., Hua, C. et al. (2020). Systemic pharmacological treatments for chronic plaque psoriasis: a network meta-analysis. Cochrane Database Syst Rev, 1, CD011535. doi: 10.1002/14651858.CD011535.pub3.

Schmidt, I. K. & Svarstad, B. L. (2002). Nurse-physician communication and quality of drug use in Swedish nursing homes. Soc Sci Med, 54 (12), S. 1767–1777. Verfügbar unter: https://www.ncbi.nlm.nih.gov/pubmed/12113434.

Schmitt, N. & Heltweg, B. (2022). Biosimilars im Fokus. Diskussionspapier zur Substitution von Biosimilars in Apotheken. doi: 10.30433/ePGSF.2022.003.

Schubert, I., Küpper-Nybelen, J., Ihle, P. & Thürmann, P. (2013). Prescribing potentially inappropriate medication (PIM) in Germany's elderly as indicated by the PRISCUS list. An analysis based on regional claims data. Pharmacoepidemiol Drug Saf, 22 (7), S. 719–727. doi: 10.1002/pds.3429.

Schwarz, E. B., Parisi, S. M., Handler, S. M., Koren, G., Cohen, E. D., Shevchik, G. J. et al. (2012). Clinical decision support to promote safe prescribing to women of reproductive age: a cluster-randomized trial. J Gen Intern Med, 27 (7), 831–838. doi: 10.1007/s11606-012-1991-y.

Sebode, M., Lohse, A. W. & Schramm, C. (2020). Metamizole Has Been Overlooked as a Trigger for Acute Liver Injury and Acute Liver Failure. Dtsch Arztebl Int, 117 (37), 610. doi: 10.3238/arztebl.2020.0610a.

Shabot, M. M., LoBue, M. & Chen, J. (2000). Wireless clinical alerts for physiologic, laboratory and medication data. Proc AMIA Symp, S. 789–793. Verfügbar unter: https://www.ncbi.nlm.nih.gov/pubmed/11079992.

Shamliyan, T. A., Duval, S., Du, J. & Kane, R. L. (2008). Just what the doctor ordered. Review of the evidence of the impact of computerized physician order entry system on medication errors. Health Serv. Res, 43 (1 Pt 1), 32–53. pii: HESR751; doi: 10.1111/j.1475-6773.2007.00751.x.

Sheikh-Taha, M. & Asmar, M. (2021). Polypharmacy and severe potential drug-drug interactions among older adults with cardiovascular disease in the United States. BMC Geriatr, 21 (1), 233. doi: 10.1186/s12877-021-02183-0.

Shin, S. (2015). Evaluation of costs accrued through inadvertent continuation of hospital-initiated proton pump inhibitor therapy for stress ulcer prophylaxis beyond hospital discharge: a retrospective chart review. Ther Clin Risk Manag, 11, 649–657. doi: 10.2147/TCRM.S81759.

Singh, R. R. & Nayak, R. (2015). Impact of FDA Black Box Warning on Psychotropic Drug Use in Noninstitutionalized Elderly Patients Diagnosed With Dementia: A Retrospective Study. J Pharm Pract. doi: 10.1177/0897190015579451.

Sittig, D. F., Wright, A., Ash, J. & Singh, H. (2016). New Unintended Adverse Consequences of Electronic Health Records. Yearb Med Inform (1), 7–12. doi: 10.15265/IY-2016-023.

Slabaugh, S. L., Maio, V., Templin, M. & Abouzaid, S. (2010). Prevalence and risk of polypharmacy among the elderly in an outpatient setting: a retrospective cohort study in
the Emilia-Romagna region, Italy. Drugs Aging, 27 (12), 1019–1028. doi: 10.2165/
11584990-000000000-00000.

Slawson, D. C. (2022). No Improved Patient-Oriented Outcomes With Sacubitril/Valsartan
in Adults With Heart Failure and Preserved Ejection Fraction. Am Fam Physician, 105
(6), Online. Verfügbar unter: https://www.ncbi.nlm.nih.gov/pubmed/35704816.

Smith, M. R., Saad, F., Chowdhury, S., Oudard, S., Hadaschik, B. A., Graff, J. N. et al. (2018).
Apalutamide Treatment and Metastasis-free Survival in Prostate Cancer. N Engl J
Med, 378 (15), 1408–doi: 1418. 10.1056/NEJMoa1715546.

Stausberg, J. & Hasford, J. (2011). Drug-related admissions and hospital-acquired adverse
drug events in Germany: a longitudinal analysis from 2003 to 2007 of ICD-10-coded
routine data. BMC Health Serv Res 11, 134 (2011). doi: 10.1186/1472-6963-11-
134.

Stausberg, J. & Hasford, J. (2011). Drug-related admissions and hospital-acquired adverse
drug events in Germany: a longitudinal analysis from 2003 to 2007 of ICD-10-coded
routine data. BMC Health Serv Res, 11, 134. doi: 10.1186/1472-6963-11-134.

Straub, C., Teichert, D., Blum, K. & Grandt, D. (2022). [Loss of information in cross-sectoral
treatment: causes and solutions]. Dtsch Med Wochenschr, 147 (5), 269–272. doi:
10.1055/a-1729-8798.

Straus, S. M., Bleumink, G. S., Dieleman, J. P., van der Lei, J., Stricker, B. H. & Sturkenboom,
M. C. (2004). The incidence of sudden cardiac death in the general population. J. Clin.
Epidemiol, 57 (1), 98–102. doi: 10.1016/S0895-4356(03)00210-5; pii: S089543
5603002105.

Strauss, B., Seidling, H. M., Wehrmann, U., Szecsenyi, J., Haefeli, W. E., Wensing, M. et al.
(2018). [Benefits of a Medication List from a Citizen's Perspective – A Qualitative
Survey]. Gesundheitswesen, 80 (8-09), 700–707. doi: 10.1055/s-0043-118478.

SVR (2012). Sondergutachten: Wettbewerb an der Schnittstelle zwischen ambulanter
und stationärer Gesundheitsversorgung. Verfügbar unter: https://dserver.bundestag.
de/btd/17/103/1710323.pdf.

SVR (2021). Digitalisierung für Gesundheit: Ziele und Rahmenbedingungen eines dynamisch lernenden Gesundheitssystems. Verfügbar unter: https://www.svr-gesundheit.de/fileadmin/Gutachten/Gutachten_2021/SVR_Gutachten_2021.pdf.

Tadros, R. O., Faries, P. L., Malik, R., Vouyouka, A. G., Ting, W., Dunn, A. et al. (2015). The effect of a hospitalist comanagement service on vascular surgery inpatients. 19. J. Vasc. Surg, 61 (6), 1550–1555. doi: 10.1016/j.jvs.2015.01.006.

Tam, V. C., Knowles, S. R., Cornish, P. L., Fine, N., Marchesano, R. & Etchells, E. F. (2005). Frequency, type and clinical importance of medication history errors at admission to hospital: a systematic review. CMAJ, 173 (5), 510–515. pii: 173/5/510; doi: 10.1503/cmaj.045311.

Tate, K. E., Gardner, R. M. & Weaver, L. K. (1990). A computerized laboratory alerting system. MD Comput, 7 (5), S. 296–301. Verfügbar unter: https://www.ncbi.nlm.nih.gov/pubmed/2243545.

Theophile, H., Miremont-Salame, G., Robinson, P., Moore, N., Begaud, B. & Haramburu, F. (2011). Relevance of a „Dear Doctor letter" to alert healthcare providers to new recommendations for vitamin D administration. Eur J Clin Pharmacol, 67 (7), 681–686. doi: 10.1007/s00228-011-1055-y.

Thomsen, L. A., Winterstein, A. G., Sondergaard, B., Haugbolle, L. S. & Melander, A. (2007). Systematic review of the incidence and characteristics of preventable adverse drug events in ambulatory care. Ann. Pharmacother, 41 (9), 1411–1426. pii: aph.1H658; doi: 10.1345/aph.1H658.

Tomson, T., Battino, D., Bonizzoni, E., Craig, J., Lindhout, D., Perucca, E. et al. (2019). Declining malformation rates with changed antiepileptic drug prescribing: An observational study. Neurology, 93 (9), e831–e840. doi: 10.1212/WNL.0000000000008001.

Trullas, A., Delgado, J., Genazzani, A., Mueller-Berghaus, J., Migali, C., Muller-Egert, S. et al. (2021). The EMA assessment of pembrolizumab as monotherapy for the first-line treatment of adult patients with metastatic microsatellite instability-high or mismatch repair deficient colorectal cancer. ESMO Open, 6 (3), 100145. doi: 10.1016/j.esmoop.2021.100145.

Tully, M. P., Ashcroft, D. M., Dornan, T., Lewis, P. J., Taylor, D. & Wass, V. (2009). The causes of and factors associated with prescribing errors in hospital inpatients: a systematic review. Drug Saf, 32 (10), 819–836. doi: 10.2165/11316560-000000000-00000.

van den Berg, N., Fiss, T., Meinke, C., Heymann, R., Scriba, S. & Hoffmann, W. (2009). GP-support by means of AGnES-practice assistants and the use of telecare devices in a sparsely populated region in Northern Germany – proof of concept. BMC Fam Pract, 10, 44. doi: 10.1186/1471-2296-10-44.

van Walraven, C., Seth, R., Austin, P. C. & Laupacis, A. (2002). Effect of discharge summary availability during post-discharge visits on hospital readmission. J Gen. Intern. Med, 17 (3), S. 186–192. pii: jgi10741.

Vessal, G. (2010). Detection of prescription errors by a unit-based clinical pharmacist in a nephrology ward. Pharm World Sci, 3 2(1), 59–65. doi: 10.1007/s11096-009-9341-9.

Vidan, M., Serra, J. A., Moreno, C., Riquelme, G. & Ortiz, J. (2005). Efficacy of a comprehensive geriatric intervention in older patients hospitalized for hip fracture: a randomized, controlled trial. J Am Geriatr Soc, 53 (9), 1476–1482. doi: 10.1111/j.1532-5415.2005.53466.x.

Vogler, S., Paris, V., Ferrario, A., Wirtz, V. J., de Joncheere, K., Schneider, P. et al. (2017). How Can Pricing and Reimbursement Policies Improve Affordable Access to Medicines? Lessons Learned from European Countries. Appl Health Econ Health Policy, 15 (3), 307–321. doi: 10.1007/s40258-016-0300-z.

Vokinger, K. N., Hwang, T. J., Grischott, T., Reichert, S., Tibau, A., Rosemann, T. et al. (2020). Prices and clinical benefit of cancer drugs in the USA and Europe: a cost-benefit analysis. Lancet Oncol, 21 (5), 664–670. doi: 10.1016/S1470-2045(20)30139-X.

von Kluchtzner, W. & Grandt, D. (2015). Influence of hospitalization on prescribing safety across the continuum of care: an exploratory study. BMC Health Serv Res, 15, 197. doi: 10.1186/s12913-015-0844-x.

von Laue, N. C., Schwappach, D. L. & Koeck, C. M. (2003). The epidemiology of preventable adverse drug events: a review of the literature. Wien. Klin. Wochenschr, 115 (12), S. 407–415. Verfügbar unter: http://www.ncbi.nlm.nih.gov/pubmed/12918183.

von Mehren, M., Heinrich, M. C., Shi, H., Iannazzo, S., Mankoski, R., Dimitrijevic, S. et al. (2021). Clinical efficacy comparison of avapritinib with other tyrosine kinase inhibitors in gastrointestinal stromal tumors with PDGFRA D842V mutation: a retrospective analysis of clinical trial and real-world data. BMC Cancer, 21 (1), 291. doi: 10.1186/s12885-021-08013-1.

Walke, L. M., Rosenthal, R. A., Trentalange, M., Perkal, M. F., Maiaroto, M., Jeffery, S. M. et al. (2014). Restructuring care for older adults undergoing surgery: preliminary data from the Co-Management of Older Operative Patients En Route Across Treatment Environments (CO-OPERATE) model of care 34 249. J. Am. Geriatr. Soc, 62 (11), 2185–2190. doi: 10.1111/jgs.13098.

Wang, J., Feng, Z., Dong, Z., Li, W., Chen, C., Gu, Z. et al. (2021). Does Having a Usual Primary Care Provider Reduce Polypharmacy Behaviors of Patients With Chronic Disease? A Retrospective Study in Hubei Province, China. Front Pharmacol, 12, 802097. doi: 10.3389/fphar.2021.802097.

Wasserfallen, J., Livio, F., Buclin, T., Tillet, L., Yersin, B. & Biollaz, J. (2001). Rate, type, and cost of adverse drug reactions in emergency department admissions. Eur J Intern Med, 12 (5), S. 442–447. Verfügbar unter: https://www.ncbi.nlm.nih.gov/pubmed/11557331.

Weatherby, L. B., Walker, A. M., Fife, D., Vervaet, P. & Klausner, M. A. (2001). Contraindicated medications dispensed with cisapride: temporal trends in relation to the sending of „Dear Doctor" letters. Pharmacoepidemiol Drug Saf, 10 (3), 211–218. doi: 10.1002/pds.592.

Weber, S., Benesic, A., Neumann, J. & Gerbes, A. L. (2021). Liver Injury Associated with Metamizole Exposure: Features of an Underestimated Adverse Event. Drug Saf. doi: 10.1007/s40264-021-01049-z.

Wintemute, K., Greiver, M., McIsaac, W., Del Giudice, M. E., Sullivan, F., Aliarzadeh, B. et al. (2019). Choosing Wisely Canada campaign associated with less overuse of thyroid testing: Retrospective parallel cohort study. Can Fam Physician, 65 (11), S. e487–e496. Verfügbar unter: https://www.ncbi.nlm.nih.gov/pubmed/31722930.

Witherington, E. M., Pirzada, O. M. & Avery, A. J. (2008). Communication gaps and readmissions to hospital for patients aged 75 years and older: observational study. Qual Saf Health Care, 17 (1) 71–75. doi: 10.1136/qshc.2006.020842.

Wolfstadt, J. I., Gurwitz, J. H., Field, T. S., Lee, M., Kalkar, S., Wu, W. et al. (2008). The effect of computerized physician order entry with clinical decision support on the rates of adverse drug events: a systematic review. J Gen Intern Med, 23 (4) 451–458. doi: 10.1007/s11606-008-0504-5.

Wu, H. X., Liu, K. K., Li, B. N., Liu, S. & Jin, J. C. (2022). Efficacy and safety of sacubitril/valsartan in the treatment of middle-aged and elderly patients with hypertension: a systematic review and meta-analysis of randomized controlled trials. Ann Palliat Med, 11 (5) 1811–1825. doi: 10.21037/apm-22-503.

Xu, W., Li, D., Sun, Y., Ran, X., Wang, B., Wu, W. et al. (2019). Daratumumab added to standard of care in patients with newly diagnosed multiple myeloma: A network meta-analysis. Eur J Haematol, 103 (6), 542–551. doi: 10.1111/ejh.13317.

Autorenverzeichnis

Daniel Grandt, Prof. Dr. med., Chefarzt der Klinik für Innere Medizin I, Klinikum Saarbrücken gGmbH

Veronika Lappe, Dr. rer. hum. biol., MPH, Senior Researcher, PMV forschungsgruppe an
der Medizinischen Fakultät und Uniklinik Köln

Ingrid Schubert, Dr. rer. soc., Senior Researcher, PMV forschungsgruppe an der Medizinischen Fakultät und Uniklinik Köln